T0209467

essentials

essentials liefern aktuelles Wissen in konzentrierter Form. Die Essenz dessen, worauf es als „State-of-the-Art" in der gegenwärtigen Fachdiskussion oder in der Praxis ankommt. *essentials* informieren schnell, unkompliziert und verständlich

- als Einführung in ein aktuelles Thema aus Ihrem Fachgebiet
- als Einstieg in ein für Sie noch unbekanntes Themenfeld
- als Einblick, um zum Thema mitreden zu können

Die Bücher in elektronischer und gedruckter Form bringen das Fachwissen von Springerautor*innen kompakt zur Darstellung. Sie sind besonders für die Nutzung als eBook auf Tablet-PCs, eBook-Readern und Smartphones geeignet. *essentials* sind Wissensbausteine aus den Wirtschafts-, Sozial- und Geisteswissenschaften, aus Technik und Naturwissenschaften sowie aus Medizin, Psychologie und Gesundheitsberufen. Von renommierten Autor*innen aller Springer-Verlagsmarken.

Philipp Stoellger

Verantwortung wahrnehmen als Verantwortung aus Leidenschaft

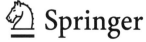 Springer

Philipp Stoellger
Theologische Fakultät
Universität Heidelberg
Heidelberg, Deutschland

ISSN 2197-6708   ISSN 2197-6716 (electronic)
essentials
ISBN 978-3-662-66271-7   ISBN 978-3-662-66272-4 (eBook)
https://doi.org/10.1007/978-3-662-66272-4

Die Deutsche Nationalbibliothek verzeichnet diese Publikation in der Deutschen Nationalbibliografie; detaillierte bibliografische Daten sind im Internet über http://dnb.d-nb.de abrufbar.

Planung/Lektorat: Monika Radecki
Springer ist ein Imprint der eingetragenen Gesellschaft Springer-Verlag GmbH, DE und ist ein Teil von Springer Nature.
Die Anschrift der Gesellschaft ist: Heidelberger Platz 3, 14197 Berlin, Germany

Was Sie in diesem *essential* finden können

- Thematisierung der Fraglichkeit und Unselbstverständlichkeit von Verantwortung und ihrem Wahrnehmen, angesichts ‚ausdifferenzierter Systeme‘, in denen wir leben und aufgrund des Erodierens traditioneller kultureller Selbstverständlichkeiten;
- Problematisierung des – nur zu verständlichen, aber zugleich immer schon zu späten – Rufes nach Verantwortung (z. B. gesellschaftlich, politisch, …);
- Gegenüberstellung von Verantwortung als einer auf Basis guter Gründe zugeschriebenen Größe – und Verantwortung als einer unausweichlichen, unwillkürlichen Antwort, einer Leidenschaft für den Nächsten, die sich angesichts situativer Dringlichkeiten einstellt;
- Lebensnahe Entfaltung von Verantwortung im Sinne eines immer schon verstrickt Seins in Verantwortung, im Sinne eines immer schon in Anspruch genommen Seins von Anderen, vom Nächsten – bereits vor aller rationalen Abwägung;
- Verstehen und Wahrnehmen der Fragilität und Vulnerabilität von Verantwortung, nicht als einer vernünftigen Entscheidung, sondern als leidenschaftlicher Sinn für den Nächsten, der in liminalen ‚Anspruchsgefügen‘ entsteht, auf die wir nicht *nicht* antworten können;

Wofern das Paradox und der Verstand aufeinander stoßen im gemeinsamen Verständnis ihrer Verschiedenheit, so ist der Zusammenstoß glücklich wie das Liebesverständnis, glücklich in der Leidenschaft.

Kierkegaard

Vorwort

‚Verantwortung' ist ein atemberaubendes Thema, bei dem einem die Luft wegbleiben kann und eigentlich auch muss, wenn man sich dem ernsthaft aussetzt. Denn Verantwortung ist einerseits ein Großbegriff mit immenser Erfolgsgeschichte und Expansionsdynamik in der Neuzeit. Die Wirklichkeiten, in denen wir leben, sind voll von Verantwortung, zumindest in Form der Frage danach, der Zuweisung und meist der Klage über den Mangel daran. Verantwortung ist andererseits auch ein Begriff mit einer scharfen Kritikgeschichte und vielen Entsorgungsstrategien angesichts der ‚autopoietischen Systeme', in denen wir leben. Vieles geht oder soll zumindest auch ohne Verantwortungsprobleme ‚funktionieren', um von Digitalisierung gar nicht erst zu sprechen: Wie dressiert man einen Algorithmus, verantwortungsvoll zu operieren, Verantwortung zu simulieren?

Verantwortung ist nicht nur ein *Großbegriff*, sondern auch ein ‚ganz besond'res' *Phänomen,* ein soziales Beziehungsgefüge, das wahrzunehmen und zu beschreiben nicht leichtfallen kann angesichts der vielen Komplikationen ‚in vivo'. Wem angesichts des Themas nicht die Worte fehlen, der macht es sich zu einfach. Aber genau das – es sich zu einfach machen – sei erst einmal versucht, um das Thema zugänglich werden zu lassen. Wer das wagt, sieht sich immer schon der Kompetenz der Anderen ausgesetzt, der vielen, die darüber ohnehin mit guten Gründen besser Bescheid wissen. Daher soll es zum Einstieg möglichst einfach zugehen (was schon schwer genug ist).

Philipp Stoellger

Inhaltsverzeichnis

Warum Verantwortung und nicht vielmehr nicht?

Max Weber trieb die Frage um, warum der Mensch sich überhaupt einer Ordnung unterwerfe und ihr gegenüber verantwortlich sein möge. Ernst Tugendhat verschärfte das in seiner Ethik mit der Frage, warum man sich überhaupt moralisch verstehen solle, wenn es keine ,absolute' Begründung von Moral geben könne. Beiden galt Verantwortung als ebenso wünschenswert wie unselbstverständlich.

Die abgründige Frage, warum überhaupt Verantwortung und nicht vielmehr nicht, hatte in der theologischen wie philosophischen Tradition vielerlei Antworten gefunden. Aufgrund der Vernünftigkeit oder Geschöpflichkeit galt es als *selbstverständlich* und für den Menschen als Menschen schlicht wesentlich und unvermeidlich, sich moralisch zu verstehen. Für Nietzsche wie Freud ist diese Selbstverständlichkeit *unselbstverständlich* geworden. Für die Soziologie im Horizont autopoietischer Systeme ist die einstige Selbstverständlichkeit schlicht *unverständlich*. Verantwortung ist mittlerweile eine abgründige Fraglichkeit. Warum also Verantwortung und nicht vielmehr nicht?

Verantwortung *verstehen* zu suchen heißt zunächst, sich dieser radikalen Fraglichkeit auszusetzen und sie eine Weile auszuhalten. Denn man kann die *Frage* nach Verantwortung auch schnell in physiologische Erklärungen hinein überspringen, oder sie philosophisch und theologisch für selbstverständlich gegeben erklären. Verantwortung sei eben mit der Vernunft schon gesetzt und unhintergehbar; oder Verantwortung liege im Gewissen des Menschen fest verankert; oder vor Gott könne sich der Mensch als Geschöpf doch nicht *nicht* verantwortlich wissen. Den physiologischen Erklärungen entspricht solch ein Selbstverständlichmachen der Verantwortung: Als Mensch, als Vernunftwesen oder als Geschöpf Gottes sei ihm doch gesagt, was gut ist, sodass der Mensch das ,verantwortliche Wesen' sein könne und sich dessen allenfalls gelegentlich etwas bewusster werden müsse.

Etwas *fraglos* zu machen, war einst die Funktion des Mythos: die Selbstverständlichkeiten, in denen wir leben, *als* selbstverständlich zu erzählen und zu

P. Stoellger, *Verantwortung wahrnehmen als Verantwortung aus Leidenschaft*, essentials, https://doi.org/10.1007/978-3-662-66272-4_1

tradieren (vgl. Blumenberg 1979, S. 76 ff., 184, 261). Darin zeigt sich zugleich ein latentes Bewusstsein von deren Fragilität. Denn Verantwortung scheint in vivo unserer Lebenswelten leider gar nicht so selbstverständlich zu sein, wie es unsere Denktraditionen nahelegen. Diese Differenz kann man als kleine Unstimmigkeit wahrnehmen, weil das Leben nicht immer so ‚richtig und rational' verfährt, wie die Theorien es prätendieren. Oder man kann darin einen feinen Haarriss erkennen, der tiefer reicht: bis in die Brüchigkeit *all* unserer Selbstverständlichkeiten oder gar in die Un- und Abgründe, an denen entlang wir wandeln. Dann wirken die hehren Selbstverständlichkeiten der Tradition wie apotropäische Beschwörungen, die diese Abgründe vergessen lassen sollen.

Wie wichtig ist Verantwortung – oder wie entbehrlich?

Die Diskurslage um Verantwortung ist ambivalent, strittig und oft sogar antagonistisch: *Religiös* wird nicht allein in christlichen Kontexten gern an ‚unsere Verantwortung für alle und alles' appelliert, als wäre der Mensch so mächtig, selbst für die ‚Bewahrung der Schöpfung' einzustehen (was doch einst noch Gottes Verantwortung war). Die Moralisierung der Religion (von innen) und die entsprechende Moralerwartung von außen (Werteproliferation) führt zu einer Omnipräsenz von Verantwortungszuschreibungen und -forderungen.

Hypermoralisierung ist kein Privileg der Religion, aber sie wird *auch* von ihr gern betrieben, weil sie darin anscheinend eine Chance auf Anerkennung und Selbsterhaltung in postsäkularen Zeiten sieht. Dass einem solche Moralisierung allerdings schnell auf die Füße fallen kann, wenn man ihr nicht immer so *ganz* gerecht wird, ist klar. Klar sollte aber auch sein, dass in biblischer wie in reformatorischer Perspektive das Christentum seine Pointe gerade *nicht* vor allem in der Bewirtschaftung von Moral hat – geschweige denn, dass der Mensch hier als so potent gelten könnte, für alle und alles verantwortlich zu sein.

Philosophisch ist es leider auch nicht mehr so einfach wie zu Kants Zeiten. Seine Frage ‚Was sollen wir tun?' setzt ein gewissenhaftes, vernünftiges, autonomes Subjekt in Verantwortung vor dem Sittengesetz voraus. Man kann es dann als Fortschritt feiern, *forensisch* nach Verantwortung zu fragen, vor dem öffentlichen Forum der Vernunft, statt sich in die Innerlichkeit des *Gewissens* zurückzuziehen, wie es ‚der Glaube' gern getan habe.

Doch was soll das ach so autonome Subjekt noch sagen in den überkomplexen Wirklichkeiten, in denen wir leben? „Denn wir wissen nicht, was wir beten sollen", seufzte Paulus und glaubte erleichtert: „[…] der Geist hilft unserer Schwachheit auf" (Röm 8,26–30). Modern gewendet hieße das: ‚Wir wissen nicht, wofür wir alles verantwortlich sein sollen'. Und da hilft nur etwas Vernunft unserer Schwachheit auf? Das Problem ist jedoch, dass das starke Subjekt und

P. Stoellger, *Verantwortung wahrnehmen als Verantwortung aus Leidenschaft*, essentials, https://doi.org/10.1007/978-3-662-66272-4_2

seine Handlungslogik in spätmodernen Strukturlogiken meist etwas hilflos und verloren wirkt.

Soziologisch gilt Verantwortung deshalb mit plausiblen Gründen als Deutungsmuster aus dem ‚Jurassic Park' der Kulturgeschichte: Autopoietische Systeme funktionieren ohne Subjekt und daher zum Glück auch ohne die Komplikationen von Verantwortungsfragen. Außerdem seien spätmoderne Gesellschaften eh viel zu komplex, um mit Verantwortungszuschreibungen gesteuert zu werden.

Medienwissenschaftlich lässt sich das noch weitertreiben oder mit Friedrich Kittler auch spannend übertreiben: Es sei ohnehin nur real, was sich schalten lässt, Schaltungen also, aber nicht verantwortliche Subjekte mit Geist und Gewissen. Apparate und digitale Medien operieren und exekutieren ihre Programme – ohne dabei von Verantwortungsfragen behelligt zu sein. Was sollten die armen Apparate denn auch mit solchen Fragen anfangen? Sie müssten sie zerlegen in Bits und mit ihnen sauber programmiert ‚verfahren'. Auch Verantwortung müsste schaltbar werden, an- und ausschaltbar. Da sich Verantwortung nur schlecht an Apparate und Programme delegieren lässt, muss man sich dann mit deren Simulation zufriedengeben, was im Konfliktfall als schlechter Schein auffliegt.

Aus der Diskurslage lassen sich zwei Grenzwerte destillieren:

- Leben, als wäre man für *alles* verantwortlich (Gott?) – nur wer: der Mensch, Gott, der Staat?
- Leben, als wäre man *selber* für *nichts* verantwortlich (sondern ‚die Anderen') – oder mehr noch: als wäre *niemand* verantwortlich?

Die *All-Verantwortung* ist eher selten ein Problem, ein psychopathologisches gegebenenfalls, oder ein religiöses gelegentlich. Manche sehen dazwischen ja kaum einen Unterschied. Aber ganz marginal ist die unheimliche All-Verantwortung nicht. Denn je gewissenhafter und skrupulöser, sensibler und genauer man wahrnimmt, ist einerseits die Verantwortung für alles Mögliche kaum von der Hand zu weisen. Andererseits ist das natürlich zum Verrücktwerden, wenn man bedenkt, wie viele Ansprüche man übersieht und wie vielen man nicht gerecht wird. Die Anerkennung eigener Verantwortung in infinit vielen Hinsichten ist nur mit genügend Verkennung überlebbar; die Unvermeidlichkeit einer Wahl kann nur mit der Unerträglichkeit derselben einhergehen. Ohne ein letztlich immer schwer zu akzeptierendes Maß an Gewissenlosigkeit (oder Unwissenheit) ist ein ‚Mittelweg' zwischen zuviel und zuwenig Verantwortung vermutlich kaum zu finden. Das zeigt auch, wie labil und ungründig das ‚normale Maß' ist, wenn man genauer hinschaut. Dennoch sollte man jedenfalls All-Verantwortung besser

Gott überlassen, um Obsessionen zu vermeiden. Dies kann so beruhigend wie einschläfernd werden, gewiss. Es kann aber auch eine Befreiung – und Begrenzung – zu denjenigen Verantwortungen sein, die man wirklich wahrnehmen kann und soll.

Die *Null-Verantwortung* ist eher das Problem, und zwar in recht verschiedenen Versionen:

- lack of moral sense,
- Verantwortungsdiffusion (vgl. Heidbrink 2003),
- ‚Verantwortungspingpong‘,[1]
- Delegation ad infinitum,
- Determinismus, Fatalismus oder Indifferenz,
- Autopoiesis, Digitalisierung und unheimlich autonome Algorithmen.

Erstaunlich und beunruhigend Vieles in der ausdifferenzierten Gesellschaft ‚funktioniert‘ ohne Verantwortung (übrigens dann oft auch ohne Verstehen und ohne Vertrauen): Kommunikation, Systeme, Apparate, Programme und womöglich auch Amts- oder Funktionsträger? Es ist ja durchaus gut, dass Computerprogramme, Navigationssysteme und andere Operationen ohne Verantwortung, Vertrauen und Verstehen funktionieren. Sonst würde vieles schnell zusammenbrechen. Hermann Lübbe notiert: „Wir machen gegenwärtig Erfahrungen unserer Abhängigkeit von evolutionären Verläufen unserer Zivilisation, die handlungsbestimmt sind, aber ersichtlich gesamthaft weder im Guten noch im Bösen handlungsrational interpretiert werden könnten. Man kann das auch so ausdrücken: Der Zivilisationsprozess ist ein Vorgang ohne Handlungssubjekt" (Lübbe 1994, S. 299).

Ulrich, Musils ‚Mann ohne Eigenschaften‘, findet sich mittlerweile in einer Welt vor, die voller ‚Eigenschaften ohne Mann‘ ist: z. B. Kommunikation ohne verantwortliche Subjekte. Das kann man betrauern, man kann es feiern. Aber so oder so: Dass Vieles ohne Verantwortung funktioniert, ist so deskriptiv treffend und faktisch entlastend wie *normativ* unzureichend. Denn natürlich wird noch ‚gehandelt‘, gibt es Menschen, gibt es daher Ansprüche und Verantwortungsfragen, und es ‚funktioniert‘ nicht nur alles. Erst recht, wenn etwas ‚nicht richtig funktioniert‘, werden Verantwortungsfragen und -zuschreibungen unerlässlich.

---

[1] https://www.spiegel.de/politik/corona-hotspot-regelung-expertin-andrea-kiessling-kritis iert-verantwortungspingpong-der-politik-te-ins-private-a-93bd16a9-ff07-4825-8fb6-682f48 1da3a1, zuletzt aufgerufen am 19.08.2022.

Da beide Grenzwerte, die *All-* wie die *Null-Verantwortung,* früher oder später zum Problem werden, ist die selbstverständliche und übliche Problemlösung, es gelte das rechte Maß zu finden, die ‚mesotes' des Aristoteles, die Normalität bzw. das Gesunde dazwischen – auch wenn das ‚Normale' zu suchen, Normalisierung betreiben kann, Neutralisierung von befremdlichen Ansprüchen, die nur als ‚wohltemperierte' noch zulässig scheinen. Auf diesem schmalen Grat balanciert der folgende Versuch, Verantwortung *wahrzunehmen* und zu *verstehen,* als eine Verteidigung sowohl gegen ihre Liebhaber wie gegen ihre Verächter, sowohl gegen Hypermoralisierung wie gegen Entmoralisierung.

Der erwartbare Plot: Lob, Klage, Forderung

Was nun zu erwarten wäre, ist ungefähr folgender Plot:

1. *Lob und Preis* der Verantwortung. Denn sie ist unendlich wichtig und für die Menschlichkeit des Menschen wesentlich.
2. Diesem Lob folgt dann die immer gut zu begründende *Klage über den Verfall* der Verantwortung und die verflixten Komplikationen der Spätmoderne. Um dann
3. mit Vehemenz Verantwortung zu *fordern,* Gründe für entsprechende Obligationen namhaft zu machen und exemplarisch besonders verantwortungslose Verantwortungsträger an den Pranger zu stellen.

Die theologische Version dieses Plots verläuft ganz dem entsprechend:

1. *Lob des Gesetzes,* im Kern des Dekalogs als offenbarer Wille Gottes, verkörpert in den visuellen Medien der Steintafeln vom Sinai, tradiert und rezipiert, anerkannt und interpretiert, erweitert um die mündliche Tora und die vielen Kommentare um sie herum. Selbst Jesus konnte bei aller Torakritik nicht anders, als ihre Essenz verdichtet zu wiederholen: im Doppelgebot der Liebe. Wenn Paulus dann das Gesetz als gute Gabe Gottes preist, musste er doch eingestehen: Dieses Gesetz und alle Versuche seiner Befolgung sind kein Heilsweg, sondern nur der zweitbeste Weg. Denn bei aller Verantwortung vor dem Gesetz kann dessen Äußerlichkeit und Gnadenlosigkeit nur fordern, aber nicht vermitteln, was es fordert. Noch Hegel konnte gegen Kant ähnlich argumentieren, dass die Äußerlichkeit des Sittengesetzes erst in dessen Aufhebung im Freiheitsbewusstsein überwunden werde.

P. Stoellger, *Verantwortung wahrnehmen als Verantwortung aus Leidenschaft,* essentials, https://doi.org/10.1007/978-3-662-66272-4_3

2. Kaum ist das Gesetz gelobt, vor dem man sich zu verantworten hat (vor Gott also), zeigt sich, wie wenig wir dem entsprechen und bei allerbestem Willen auch nie ganz entsprechen können, warum auch immer. Dem Lob also folgt die *Klage*, allerdings nicht über all die verantwortungslosen Zeitgenossen, sondern über *sich selber*. Der Verantwortung vor dem Gesetz nicht gerecht zu werden, heißt dann ‚Sünde‘: eine hartnäckige Impotenz, der eigenen Verantwortung gerecht zu werden. Auch Kant rätselte noch über die unergründliche Herkunft des erworbenen radikalen Hangs zum Bösen. Es gehört offenbar zur Faktizität von Freiheit, dass sie immer schon verfehlt oder missbraucht wird.

3. Sind Gesetz und Sünde offenbar, fragt sich, wie man diesem Fliegenglas von Verantwortung und Verschuldung entkommen könnte. Für die Verantwortung heißt das: Worin genau besteht sie eigentlich und worin gründet sie? Kann man ihr gerecht werden, und wenn ja, wie? Hier tritt im theologischen Plot dann nicht die bloße Forderung oder Empörung ein, sondern Vergebung und Versöhnung als Ermöglichung von Verantwortung: also erst einmal die Befreiung vom Zirkel der Verschuldung, um sodann frei zur Verantwortung zu sein.

Der Plot von Lob, Klage und Forderung bzw. Befreiung zur Verantwortung ist so traditionell wie plausibel, auch wenn die theologische Version wohl nur religiös Musikalische überzeugen wird. Aber so oder so ist vom Lob über die Klage zur Forderung oder Förderung die allseits gravitierende Verantwortung dasjenige, was die soziale Welt im Innersten zusammenhält. Demgegenüber sind das Recht oder öffentliche Moralinstitutionen auffällig verspätet: Sie kommen immer schon zu spät zur Bearbeitung der Verantwortungsmängel, in die wir verstrickt sind. Diese konstitutive Verspätung der ‚Verantwortungsunfallaufnahme‘ und erst recht der theoretischen ‚Verantwortungsunfallforschung‘ zeigt ein Problem an: dass Verantwortung erst dann auffällig und thematisch wird, wenn etwas schiefgelaufen ist. Und wie bei Unfällen üblich, wird dann ein Verursacher gesucht, der Schuldige, der meist ‚der Andere‘ ist. Demgegenüber zeigt der kurz skizzierte theologische Plot seine Ungewöhnlichkeit: Verantwortung und Schuld vor allem bei sich selbst zu suchen. Das ist ebenso ehrenwert wie leider auch manchmal etwas unterkomplex, wenn es um *strukturelle* Fragen geht, die sich mit persönlicher ‚Schuld‘ und deren Übernahme kaum sinnvoll aufklären und bearbeiten lassen. Dieses Problem wird noch wiederkehren und zu erörtern sein.

Umso mehr kann man fragen: Warum sollte man überhaupt verantwortlich sein? Oder warum sich verantwortlich *fühlen?* Aufgrund von Gründen, sei es Gott, Vernunft, Gewissen oder Gemeinschaft? Obligations-Gründe gibt es genug, zumal im verspäteten Rückblick, wenn Verantwortungsmängel beklagt werden.

Aber warum sollte man solchen Gründen entsprechen, warum sie anerkennen? Weil man verantwortlich sein will, oder wenigstens so erscheinen? Aus freiem Willen also? Verantwortung ‚aus Freiheit' und aus freier Wahl von Gründen? Schon vor aller rationalen Abwägung und Entscheidung ist und bleibt *für Subjekte* die Verantwortung das, was Freiheit und Selbstbestimmung erst Sinn gibt: *Sinn für* die Anderen und den Nächsten, womöglich sogar Sinn für den ‚Sinn des Sinns', wie Volker Gerhardt (2014) ‚Gott' nannte. Daher entspringt der Verantwortung auch eine eigene, ‚ganz besond're' Freiheit: Freiheit *aus* Verantwortung, aus *Bindung* also – im Unterschied zur gegenwendig möglichst ungebundenen Freiheit, die erst einmal frei sein will und sich dann überlegt, ob sie die eine oder andere Verantwortung wählt.

So verstandene *Verantwortung aus Freiheit* ist gewiss erfreulich, bleibt aber so kontingent wie der Gebrauch der Freiheit nun einmal ist. *Freiheit aus Verantwortung* dagegen ist von anderem Gewicht und Geschmack, mit Sinn für den Nächsten, also auch für den Fremden, der einen plötzlich in Verantwortung stellt, vor ihm und womöglich sogar für ihn. Verantwortung liegt daher liminal *diesseits* von Gut und Böse: Sie ist eine Beziehung von Ansprüchen und Antworten, in denen wir uns immer schon vorfinden, vor Wissen und Wollen, und die es zunächst einmal *wahrzunehmen* gilt, um dann hoffentlich auch gezielt *Verantwortung wahrzunehmen* (also sie zu übernehmen und kraft ihrer tätig zu werden).

Arbeit am Verantwortungsbegriff

4

Was war die Frage, auf die ‚Verantwortung' die Antwort sein sollte? Was das Problem, für das sie die Lösung sein soll? Oder ist Verantwortung gar keine Lösung, sondern vor allem ein Problem? Eine Lösung, die erst den Zirkel der Schuld inszeniert, dem wir doch nur zu gern entkommen würden?

Retrospektiv fragt sich bei Verantwortungsunfällen stets: ‚Wer hat's getan?', ‚Wer ist schuld?', ‚Wer ist verantwortlich dafür?' Prospektiv fragt sich: ‚Was soll ich tun?', ‚Was ist von mir gefordert?', ‚Was ist vor kommenden Generationen oder der Natur zu verantworten?'

Dabei ist zu unterscheiden: *Wer* ist *vor wem für wen* verantwortlich? Oder weniger personal formuliert: Wem wird warum welche Verantwortung zugeschrieben? Da aber Verantwortung in der Regel handelnde, mehr oder minder freie Personen voraussetzt, ist der personale Kern unhintergehbar.

Wer also vor wem und für wen? Ich vor mir für mich? Ich vor dem Anderen für den Anderen? Ich vor Gott, dem Gesetz, dem Gewissen für mich oder gar für alle Nächsten? Wir vor den künftigen Generationen für dieselben? Oder wir vor den Opfern der Geschichte für die potentiellen Opfer heute und künftig? Das Beziehungsgefüge und die Nähe oder Distanz zum Problem bestimmt, was man hier überhaupt als Problem und mögliche Lösung wird ansehen können.

Verantwortung gibt es in zwei Versionen: *in vitro* und *in vivo*. ‚In vitro' ist sie ein Begriff – lexikalisiert, vermessen und verortet, handhabbar also. ‚In vivo' der Wirklichkeiten, in denen wir leben, ist sie – ein Phänomen, eine Relation und oft mehr ein Problem als eine Lösung.

Erst einmal möglichst einfach formuliert, in vitro, der Begriff: Verantwortung ist eine Relation – und zwar eine *mehrstellige* Relation:

1. A ist verantwortlich *für* B und zwar *vor* C:

P. Stoellger, *Verantwortung wahrnehmen als Verantwortung aus Leidenschaft*, essentials, https://doi.org/10.1007/978-3-662-66272-4_4

der Mensch für seinen Nächsten vor Gott; oder das autonome Subjekt für
die Moralität seines Handelns vor der Vernunft bzw. dem Sittengesetz. Das
heißt, nicht nur ich (wer immer das sein mag) bin verantwortlich, habe Verantwortung, sondern wenn ich sie habe, dann stets *für* etwas oder jemanden.
Und nicht nur *für,* sondern stets auch *vor:* vor den Alten, der Geschichte, den
kommenden Generationen, vor dem Forum der Vernunft, vor Gott, vor dem
Gesetz.

2. A ist verantwortlich *für* B *vor* C, aber warum eigentlich?
   Aufgrund von D (Gründe, Regeln etc.), aufgrund seiner Geschöpflichkeit oder
   seiner Menschlichkeit, seiner Vernunft oder der Geltung des Gesetzes etc.

3. A *für* B *vor* C *aufgrund von* D;
   und zwar stets *in bestimmter Hinsicht,* verantwortlich stets (nur) *in Hinsicht auf*
   E (selektiv), nicht gleich total für alles und jeden. Der Arzt im Krankenhaus
   ist nur in sehr begrenzter Hinsicht für mich verantwortlich, und das aufgrund
   einer Rechtslage, eines Behandlungsauftrags, eines sog. ‚informed consent'
   etc.

4. Verantwortlich ist A meist nicht einsam und allein, sondern *mit Anderen, also
   mit F.*
   Das ist für Solidar- und Religionsgemeinschaften evident.

5. Und bei allen Gründen und Hinsichten ist die Verantwortungsrelation immer
   eingebettet in Kommunikationszusammenhänge, *in Medien,* die mit *G* abge-
   kürzt seien. Worin und wodurch sind die Medien die Wahrnehmungs- und
   Kommunikationsformen? Im Rahmen einer persönlichen Interaktion sieht Verantwortung anders aus als in der Fernkommunikation über Bücher; oder gar
   in digitalen Medien bis hin zu Algorithmen.

Kurzum:

- *A ist verantwortlich*
- *für B*
- *vor C*
- *aufgrund von D (Gründen)*
- *in Hinsicht auf E (selektiv)*
- *mit F (Anderen/sozial)*
- *eingebettet in G (Medien/worin, wodurch).*

Das heißt, mindestens diese 7 Stellen sind in jeder Verantwortungsrelation zu
identifizieren und mit zu bedenken: A bis G.

Das kann man nun immer noch weiter differenzieren und exemplarisch kon-
kretisieren. Denn jede Position kann sehr verschieden besetzt sein: ‚vor C' etwa:

vor Gott, vor dem Gewissen, vor der Vernunft, vor der Geschichte, vor künftigen Generationen etc. Wenn also 7 Variablen im Verantwortungsspiel sind, die je verschieden besetzt werden können, würde es zu einer Explosion der begrifflichen Ausdifferenzierung kommen, wollte man diese Verantwortungsformel für alle möglichen Fälle durchrechnen. Die Verantwortungs-Begriffsarbeit ließe sich also infinit weiterführen. Arbeit am Begriff ist auch eine Sache der Verantwortung für klare und deutliche Begriffe. Und das ist man dem Verantwortungsbegriff gewiss schuldig. Aber man ist nicht nur Begriffsarbeit schuldig, sondern auch Arbeit am Phänomen, also in vivo der Beziehungen, in denen wir leben. Diesen Weg der begrifflichen Ausdifferenzierung breche ich hier ab und gehe zurück auf das Basisphänomen.

Zuschreibung als Anfangsgrund der Verantwortung?

5

Das Basisphänomen hat folgende Grundstruktur: *A ist verantwortlich* (für B vor C etc.). Was meint das? Wie kommt A überhaupt in diese anspruchsvolle Lage, ‚verantwortlich zu sein' oder ‚gemacht zu werden'? *A ist verantwortlich,* heißt das: war, ist, wird, wird gemacht (Zuschreibung, Anklage, durch wen?) oder macht sich (Übernahme, warum?)?

Üblicherweise gilt Verantwortung jedenfalls als ‚Zuschreibungskategorie': Jemandem *wird* sie *zugeschrieben,* mit Gründen und in bestimmter Hinsicht; und daher *wird* ihm bei Unterlassungen oder Verletzungen der Verantwortung eine Schuld *zugerechnet.*

Das Muster der Zuschreibung von Verantwortung und der Zurechnung von Schuld kennen wir seit dem (mehr oder weniger) nackten Adam, der sich versteckt, aber von Gott gerufen wird, herausgerufen, zur Ordnung gerufen und verantwortlich gemacht für seinen Fehltritt oder Missgriff. Gewiss war Adam Verantwortung zuzuschreiben und ihm der Griff zum Apfel als Vergehen gegen die ‚Paradiesgebrauchsanweisung' zuzurechnen. Aber Zuschreibung wie Zurechnung sind immer verspätet und ‚von höherer Stelle' deklariert.

Dabei verschweigt dieses Deutungsmuster der Zuschreibung einen beunruhigenden Rest: des Nicht-Zurechenbaren. Bei Adams Apfel ist das noch kein Problem. Aber für Gott müsste es eines sein: Ist letztlich *ihm* der Fall zuzurechnen, weil er die Möglichkeit dazu (und Attraktivität) in die Welt gesetzt hat? Wäre also *ihm* die Verantwortung für Schöpfung wie Fall und dessen Folgen zuzuschreiben? Analog wird das für den Menschen zum Problem, wenn es um langfristige Handlungsfolgen geht, die keinen eindeutig auszumachenden kausalen Konnex zu Tätern mehr haben, aber ihnen doch zuzurechnen sind: Klimafolgen zum Beispiel.

‚Zuschreibung' ist allerdings nur ein Sekundärphänomen. So wird gesprochen, wenn Verantwortung *verfehlt* wurde bzw. *strittig* ist und man sich im

© Der/die Autor(en), exklusiv lizenziert an Springer-Verlag GmbH, DE, ein Teil von Springer Nature 2022
P. Stoellger, *Verantwortung wahrnehmen als Verantwortung aus Leidenschaft,* essentials, https://doi.org/10.1007/978-3-662-66272-4_5

Streit um Gründe und Gegengründe befindet, um ex post Schuld zuzurechnen. Dabei ist keineswegs klar, wer eigentlich das Sagen hat über solche Zuschreibung. Wer hat oder ergreift die Verantwortung, für die Zuschreibungen zuständig zu sein? Der autorisierte Zuschreiber wäre der legitime Ordnungshüter – was gewiss viele gern sein wollen, um letztlich das Sagen und damit das Urteil zu haben. Der Vorteil solcher Zuschreibungen ist, dass sie sich meist an andere richten und mit aristotelischer Gerechtigkeitsauffassung ‚jedem das Seine' zuzuteilen beanspruchen.

Zuschreibungspraktiken und -konflikte treten ex post vor allem dann auf, wenn Verantwortung irgendwo ‚abgeladen' werden muss, um klare Verhältnisse zu schaffen. Ein klassischer Fall dafür ist die quälende Theodizee: Für all das Leid und Übel muss doch einer verantwortlich sein und zur Not ‚gemacht werden'. Wer käme da besser infrage als Gott, der daher umgehend vor Gericht landet. Nach der Verhandlung in Abwesenheit des Angeklagten heißt es dann ‚schuldig im Sinne der Anklage', bevor das Urteil zum Tode vollstreckt wird. Und praktischerweise wehrt Gott sich nicht oder kann das noch nicht einmal – er bleibt so schweigsam wie immer. Um so leichter fällt dann die Zuschreibung und Verurteilung.

Ähnlich gelagert ist die christologische Verdichtung solch eines Prozesses: Einer wird hingerichtet am Kreuz – und im Rückblick schreibt man ihm die Verantwortung für all die ‚Sünd' der Welt' zu, nur diesmal in Grün: Er wird zum Träger aller Sündenschuld und zum universalen Heilsbringer ernannt. Praktischerweise konnte auch er sich gegen solche Zuschreibungen nicht mehr wehren. Hätte er sich selbst solch eine Verantwortung zugeschrieben, man hätte ihn zurecht eingewiesen. Verrückt ist vielleicht ein König, der sich für einen König hält, oder ein Professor, der wirklich glaubt, Professor zu sein; aber so *richtig* verrückt wäre ein Heiland, der sich für einen Heiland hielte. Ob das ein fröhliches Erwachen war, nach drei Tagen auferweckt zu werden und plötzlich für alle Sünd' und die Versöhnung der Welt verantwortlich gemacht zu werden? Hätte er das geahnt, wär' er vielleicht lieber liegen geblieben.

Die Standardauffassung, Verantwortung sei Zuschreibungssache, bleibt etwas unbefriedigend und äußerlich. Es wird ex post und von außen oder oben zugeteilt, wer für was verantwortlich ist, als könnte man in vitro theoretischer Urteile Verantwortungen verteilen wie Kuchenstücke. So einfach und einleuchtend das scheint, so drückt man sich damit um die prekäre Frage der *Genese* von Verantwortung, etwa um die unbequeme Situation, in der einem Verantwortung zuwächst, sie einen trifft, bedrängt, quält – vor allen Zuschreibungsfragen und

-konflikten. Verantwortung kann einem zur Heimsuchung werden, oder nüchterner: von der Zuschreibungskategorie zum *Anspruch,* der einem zuwächst oder zufällt und in dem man sich vorfindet, ohne das zu wissen oder zu wählen.

Das ungründige ‚Woher?' der Verantwortung in ‚passiver Genesis' (mit Husserl gesprochen) und die kontingente Übernahme derselben in gebundener, bestimmter Freiheit, bleibt in der theoretischen Perspektive auf Zuschreibungsfragen und -konflikte unterbelichtet. Von der Zuschreibungskalkulation ist daher auf die Arbeit der Wahrnehmung solcher Anspruchsgefüge zurückzugehen, um dem Phänomen gerecht zu werden.

Das kann man in einer Unterscheidung kurzfassen:

Verantwortung zuschreiben, behaupten und begründen im Widerstreit, ist das eine.

Verantwortung, die einem zuwächst, einen heimsucht oder überfällt, ist das andere. Die gilt es, erst einmal zu entdecken, wahrzunehmen und vielleicht sogar zu übernehmen – unwillkürlich oder willentlich.

Phänomenologisch gesehen handelt es sich um zweierlei Verantwortung, in vitro und in vivo:

- Verantwortung[1]: die wir (hoffentlich) überlegt und begründet zuschreiben, oder übernehmen, oder zurückweisen.
- Verantwortung[2]: in der wir uns vorfinden, vor aller Überlegung und Wahl.
- In vitro von Distanz und Deliberation kann man sich über die erste streiten und Theorie treiben. Das ist gut und nötig.
- In vivo allerdings ist die Lebenswelt der Reflexion immer schon beunruhigend weit voraus – als spielte die Verantwortung Hase und Igel mit den Zuschreibungsdiskursen.

Menschen sind ‚einander ausgesetzt', wie Burkhard Liebsch (2018) notierte. Der Mensch ist daher stets, was er anderen antut. Und derselbe Mensch ist stets die Geschichte seiner Verletzungen. Das heißt nicht nur, der Mensch ist vulnerabel, sondern er ist das immer schon verletzte Wesen, versehrt, verwundet und – verantwortlich. Denn ‚einander *ausgesetzt* sein' impliziert auch – leider oder zum Glück –, ‚einander *verantwortlich* sein': *vor*einander und *für*einander. Das richtet sich gegen einen ‚Heilsegoismus' der Verantwortung, sei es um Willen der reinen Seele, des reinen Gewissens oder der reinen Vernunft und der reinen Selbstbestimmung.

Verantwortung ist immer schon, ehe ich bin und weiß und will. Das versteht die theologische Tradition aufgrund des Gottesverhältnisses: coram Deo – vor ihm und ihm gegenüber stehen wir immer schon in Verantwortung. Nur man

muss nicht an Gott glauben, um zu verstehen, was damit formuliert wird: Eine
unvordenkliche, unhintergehbare und unüberschreitbare Gegebenheit von Verantwortung. Diese Situation des Menschen ist unausweichlich und unabweisbar, ob
man sie im Gottesverhältnis oder im Verhältnis zu den Mitmenschen versteht.
‚Mitsein‘, wie Jean-Luc Nancy (2007, vgl. dazu Stoellger 2010) es durch-
buchstabierte, kann auch ‚ohne Gott‘ diese unausweichliche und unabweisbare
Verantwortung voreinander einsichtig machen – die ihren Sinn im Füreinander entfaltet. *Dann* erst wird die leidenschaftliche Energie der Verantwortung
merklich.

Dass in der theologischen Tradition Verantwortung vor allem und letztlich
Gott gegenüber ihren Sitz im Leben habe, ist eigens klärungsbedürftig. Es hat
die Stärke, dass wir uns entzogen werden (anti-solipsistisch); aber es hat die
Schwäche und Gefahr, dass sich Verantwortung letztlich nur um Gott drehen
könnte – und das wäre etwas eng oder zu wenig des Guten. Denn *konkret* wird
diese Verantwortung *vor* Gott doch vor allem im Verhältnis zum Nächsten, in
der Verantwortung *für* den anderen Menschen. Das hat die jüdische Tradition –
exemplarisch Lévinas – völlig überzeugend gesehen und entfaltet. Man kann und
muss hier wohl noch weiter gehen mit Hans Jonas: dass diese Verantwortung auch
für die nichtmenschliche Welt gilt, die Natur also, und für künftige Generationen
ebenso. Nicht nur Mensch, sondern auch Welt; nicht nur Gegenwart, sondern
auch Zukunft – vier Dimensionen der Verantwortung also, die den Horizont der
Wahrnehmung und Aufmerksamkeit erweitern.[1]

Diese syn- und diachrone Expansion provoziert allerdings auch neue Probleme: die Gefahr einer Inflation und Infinität von Verantwortung, was dann
philosophisch den Vorwurf der Absurdität oder Unhaltbarkeit nach sich ziehen
kann. Nur wäre das eine polemische Verkürzung: das Gewahrwerden der Unend-
lichkeit und letztlich auch der Unerfüllbarkeit solch umfassender Verantwortung
sollte nicht mit deren theoretischer Unhaltbarkeit verwechselt werden. Es ist
in der Tat schwer erträglich und eine unendliche Überforderung der menschlichen Potenz, aber darum nicht einfach falsch, sondern so angemessen wie
realistisch – wenn auch mehr, als wir je werden erfüllen können.

Je gewissenhafter und genauer die Verantwortungsbeziehungen wahrgenommen werden, desto weitgehender werden ihre Komplikationen und Verzweigun-
gen erkannt, ad infinitum. Verantwortung kann dann als das erscheinen, ‚worüber
hinaus nichts Größeres gedacht werden kann‘ – an Ansprüchen, in denen sich der

---

[1] Zu welcher der fünfte Sinn als Verantwortung vor den und für die Toten käme: der Vergan-
genheit gegenüber. Das hatte Ricoeur (2004) im Sinn, wenn er die Treue den Vergangenen
gegenüber aufrief.

Mensch vorfindet. Ist der Mensch die Geschichte seiner Verletzungen, ist er auch die Geschichte verletzter Verantwortungen, aktiv wie passiv. Ex negativo zeigt sich, worin er immer schon verstrickt ist und wem er alles nicht ‚gerecht' zu werden vermag. Das ist kein Grund für theoretische Negation solcher Überforderung und es ist auch kein Grund zur praktischen Resignation – im Gegenteil. Es ist erst einmal ein guter Grund, gründlicher wahrzunehmen und zu beschreiben, worin wir immer schon verstrickt sind.

Wahrnehmung der Verantwortung (im gen. obj. und subj.)

6

Bei aller Arbeit am Verantwortungsbegriff und den theoretischen Gründen für Obligationen bleibt die Frage nach dem *Woher,* dem *Wie* und dem *Worin* der (aktiven und passiven) *Genese* von Verantwortung latent. Diese Ur- und Ungründe liegen stets in einer konkreten *Situation,* in einem Beziehungs- und Anspruchsgefüge, in dem wir uns bereits vorfinden *vor* allem Wissen und Wollen, vor allem Begründen und Entscheiden. Wir sind immer schon in Verantwortung verstrickt, ehe wir sie wahrnehmen, erkennen, abwägen, wählen und übernehmen.

Diese ‚Urimpression' der stets vorgängigen Verstrickung in Verantwortungen *kann* man zwar bestreiten im Verweis darauf, Verantwortung müsste doch erst einmal erkannt und übernommen bzw. zugeschrieben sein, um überhaupt *als* Verantwortung zu bestehen. Das allerdings wäre zirkulär und würde voraussetzen, nur *erkannte* und *übernommene* Verantwortung sei auch Verantwortung.

Dagegen wird hier von der Voraussetzung ausgegangen, Verantwortung sei vorgängig gegenüber unseren Erkenntnis- und Wahlakten. Sie besteht daher auch dann, wenn wir sie noch nicht erkannt haben, nicht informiert sind oder nicht absehen können, was für Folgen wir zu verantworten haben werden (Klima etc.). Theologisch ist das evident, weil die Gottesbeziehung (coram deo) immer schon älter ist als wir. Und die profan übersetzbare Version dessen ist, dass die Sozial-, Geschichts- und Umweltbeziehungen immer schon vorgängig sind gegenüber unserer Erkenntnis und Übernahme von Verantwortung.

Daher ist die basale Aufgabe, Verantwortung erst einmal *wahrzunehmen.* Und das ist dreifach differenzierbar:

1. Verantwortung *wahrzunehmen* heißt erstens, die Beziehungs- und Anspruchsgefüge wahrzunehmen, die uns vorausgehen und in denen wir uns vorfinden. Das heißt näherhin, die Konstellationen, in denen wir leben, auf die darin

P. Stoellger, *Verantwortung wahrnehmen als Verantwortung aus Leidenschaft*, essentials, https://doi.org/10.1007/978-3-662-66272-4_6

liegenden Verantwortungen vor und für jemanden oder etwas aufmerksam durchzumustern.

2. Es heißt zweitens, sie auch *wirklich* wahrzunehmen im Sinne von *übernehmen,* entsprechend handeln, einstehen für: Wahrnehmen als Angehen, als Arbeit an der Verantwortungsbeziehung, statt Indifferenz, Delegation oder Ausweichen.

3. Und es heißt drittens, *im Lichte der Verantwortung wahrzunehmen,* sodass die Verantwortung Wahrnehmungsform werden kann und Lebensform, womöglich sogar ‚Sterbensform‘. Denn im Licht mancher Verantwortungen wird man hoffentlich getrost sterben können – oder auch gequält und angefochten.

Mit dieser dreifältigen Unterscheidung lassen sich dann auch gut Probleme beschreiben, wie das gängige Phänomen, dass manch einer nur zu gern Verantwortung *haben* möchte (Position, Amt, das Sagen haben), aber sie dann in vivo doch lieber nicht *wahrnehmen* möchte, um nicht die Mühen und Konflikte zu haben. Dann wird Verantwortung delegiert, weitergereicht, herumgereicht und disseminiert, statt was wahrzunehmen ist auch zu *übernehmen.* Oder es lässt sich beschreiben, wie *in* Verantwortung wahrnehmen (in Amt oder in Anspruchsgefügen) etwas anderes ist, *als* Verantwortung wahrnehmen – und beides ist vom Wahrnehmen als Übernehmen zu unterscheiden.

Zentral im Folgenden ist die Aufgabe, Verantwortung erst einmal wahrzunehmen und zu beschreiben, um dann die pathischen, logischen und ethischen Gründe zu verstehen, die zur Wahrnehmung als Übernehmen der Verantwortung führen (oder einem Nicht-nicht-Antworten-Können) – und schließlich die Wahrnehmung der Verantwortung im gen. subj. zu verstehen und zu interpretieren, exemplarisch am Samaritergleichnis.

So gesehen ist Verantwortung jedenfalls nicht erst *Resultat* von Begründungsgängen und eine *Option* aus freier Wahl, sondern primär *perzeptiv,* proprioperzeptiv und hetero-perzeptiv, als Wahrnehmung der Anderen, *vor* denen und *für* die verantwortlich zu sein, erst einmal wahrzunehmen ist. Und das erfordert einige Wahrnehmungsarbeit, Sensibilisierung und Affizierbarkeit (oder ‚Passibilität‘, mit Lévinas gesagt). Hier wird die von Johannes Fischer (1989) immer wieder eingeschärfte Differenz von theoretischer und praktischer Wahrnehmung relevant. Eine theoretisch distanzierte Wahrnehmung zum Zweck der distanzierten Deliberation nimmt Andere unter dem Primat des Eigenen wahr und ordnet sie in den eigenen Horizont ein. Daher kann nur eine Verantwortung *aus meiner Freiheit* in den Blick kommen, die je nach Gründen dies oder jenes wählt. Dagegen führt eine praktische Wahrnehmung in den Horizont der Anderen, die mich neu bestimmen, auch fremdbestimmen, da ich durch sie verstrickt werde in Ansprüche und Konstellationen, in denen ich nicht nicht antworten kann.

Das Erste wäre eine Verantwortung, *die* wir wahrnehmen und wählen; das Zweite eine Verantwortung, *in der* wir wahrnehmen und *in der* wir wählen. Darin schon verstrickt zu sein, kann man als Unfreiheit auffassen, als Verstrickung in ‚Schuld und Verantwortung'. Nur wäre damit verkannt, dass erst *in, durch und aus* Verantwortung eine *positive* und qualifizierte ‚Freiheit zu' ihren Sitz im Leben findet. Sozialer ‚Sinn und Geschmack' von Verantwortung liegen nicht in ihrer ‚Freiheit von', sondern *für* Andere. Diesen Unterschied von theoretischer und praktischer Wahrnehmung zu bemerken, heißt auch, von der Vorstellung Abschied zu nehmen, Verantwortung wäre etwas, demgegenüber man ursprünglich *indifferent* wäre und theoretisch auch bleiben könnte, und die erst durch Gründe und Wahl auch übernommen werde, wie eine Last, die man tragen könnte – oder auch liegen lassen.

Verantwortung *als* und *in* Beziehung zu Anderen – als unhintergehbare Beziehung, als einander ausgesetzt zu sein (Liebsch) – hat daher nicht ‚nur' rationales und ethisches, sondern anthropologisches und ontologisches Format. Denn die Verantwortungsrelation ist eine *pränormative* Quelle von Normativität: Diesem sozialontologischen Beziehungsgeschehen entspringt erst die Möglichkeit und Notwendigkeit, rational und moralisch zu urteilen. Die Beziehung ist der *Grund* dessen, nicht nur ein *Gegenstand* möglichst ‚neutraler' Deliberation.

Religiös gilt als klar und theologisch daher als geklärt: coram Deo, vor ihm und ihm gegenüber *sind* wir immer schon verortet *in* und antworten *auf* dieses primordiale Beziehungsgefüge. Erst in und aus dieser Relation von Schöpfer und Geschöpf gehen Verantwortung und Pflichten hervor; die Relation selber aber ist deren Grund, pränormativ also und so kreativ wie ‚rekreativ'.

Analoges gilt auch ‚etsi deus *non* daretur': Wenn man die Verhältnisse zu Mensch und Natur nicht wahrnähme, in die wir vor allem Wissen und Wollen eingelassen sind, bliebe man nur auf der moralischen Oberfläche: Das wäre eine Oberflächenmoral. Im Horizont der Transkulturalitätsforschung[1] sind Natur und Kultur so verschränkt, dass man von ‚nature's culture' und ‚culture's nature' aus immer schon in Verantwortungsverhältnissen steht und lebt, sodass dieses Beziehungsgefüge so unhintergehbar ist, wie anderen (einst) das Gottesverhältnis. ‚Deus sive natura', so oder so entsteht Freiheit *aus* Verantwortung, sodass Freiheit *in* Verantwortungsverhältnissen besteht. Das ist allerdings nicht ohne Ambivalenzen. Denn aus Verantwortung entstehen gleichursprünglich Freiheit und Schuld, immer schon verschuldete Freiheit also, versehrt und verfehlt. Daher ist auch

---

[1] Wie sie u. a. in Heidelberg betrieben wird. Vgl. dazu https://www.uni-heidelberg.de/transc ulturality/ (zuletzt aufgerufen am 05.10.22).

der prekäre Konnex von Verschuldung und Verantwortung kein (gern kritisiertes) Alleinstellungsmerkmal der jüdisch-christlichen Traditionen, sondern auch ‚nachchristlich' wohl unausweichlich.

Verantwortung wahrzunehmen, ist mit einigen ‚Wahrnehmungsproblemen' konfrontiert. Denn sie ist ebenso wenig einfach ‚sichtbar' wie Kausalität. Sie ist kein Phänomen wie der Vollmond oder Husserls „Aschenbecher" (Husserl 1972, S. 162 ff.), sondern eine ‚Entzugserscheinung': Greift man zu, ist sie weg; übersieht man sie, erscheint sie dennoch. Wenn sie fehlt, wird es prekär mit allen Nebenwirkungen. Und wenn sie einem nicht einmal mehr fehlt, wird es noch prekärer.

Ein Beispiel für diese irisierende Phänomenalität der Verantwortung ist ihre *Vorgegebenheit* als zu übernehmende *Aufgabe* in vivo der Lebenswelt – und ihre weitgehende *Aufgabe* als *Entsorgung* in den systemischen oder digitalen Strukturen, in denen wir ‚operieren'. Bevor überhaupt in vitro der Theorie und Argumentation um sie gestritten werden kann, ist Verantwortung als Anspruch immer ‚schon da' und spielt Hase und Igel mit uns. Kaum haben wir sie wahrgenommen, nolens volens auch übernommen, ist sie schon wieder fort – in den spätmodernen Komplexitäten der ausdifferenzierten Systeme und verschärft in digitaler Kommunikation. Die Hemmungslosigkeit, mit der im Digitalen nicht selten ‚alle Verantwortung fahren gelassen' wird, ist ebenso unheimlich, wie die Effizienz ‚autopoietischer' Prozesse, die ohne Verantwortung funktionieren.

Gibt es Verletzungen durch hemmungslose Kommunikation oder ‚Unfälle' der sonst so funktionalen Prozesse, laufen wir den unübersichtlichen Wirklichkeiten eifrig denkend hinterher, um irgendwo noch Knoten, Träger und Verursacher auszumachen, denen wir dann noch Verantwortung zuschreiben können – oft mühsam konstruiert mit juristischen Fiktionen. Das ist so nötig wie wichtig, etwa wenn Verursachungsketten und konkrete Verursacher nicht mehr recht auszumachen sind. Aber es ist auch meist etwas gewollt und bemüht, um mit einem personalen Modell des Handlungssubjekts irgendwie in komplexen Systemen zu agieren, um Strukturen oder Institutionen Verantwortung noch zuschreiben zu können.

Verantwortung ist immer schon da in den Beziehungen, in denen wir leben. Und sie ist immer schon weg in den komplexen Systemzusammenhängen, in denen wir ‚operieren'. Da und weg, weg und da – wie ein Gespenst, das einen heimsucht oder plötzlich verschwindet. Oder weniger unheimlich formuliert: wie ein guter Geist, weg und da, da und weg.[2] So allgegenwärtig wie die Zeit drängt

---

[2] Auch wenn die Unterscheidung von Gespenst und gutem Geist keineswegs immer schon klar ist.

sie sich auf, wenn man nicht danach fragt. Fragt man aber nach ihr in vitro der Deliberation, verflüchtigt, relativiert oder entzieht sich die Verantwortung dem Zugriff, der sie ‚dingfest' machen will. Daher wird es meist so kompliziert und strittig, wenn man Verantwortung *sagen*, in distinkter Zurechnung zuschreiben will. Nichts ist selbstverständlicher und einfacher, scheint es; aber nichts komplizierter, wenn man es explizieren möchte.

Verantwortung ist eben nicht ein einfaches Phänomen, sichtbar und vor Augen liegend; kein ‚etwas', sondern ein ‚zwischen uns'. Deswegen wurde sie *Entzugserscheinung* genannt: weg, wenn man zugreift; präsent, wenn man wegschaut; begehrt, wenn sie fehlt, oder beschworen wie eine imaginäre Größe. Eine sonderbare Figur des menschlichen Miteinanders, ohne die wir nicht *menschlich* miteinander leben können. Aber so wesentlich sie ist, so fragil und fraglich ist sie offenbar. Ein verletzliches Wesen, leicht zu übersehen, leicht zu verfehlen – aber doch auch hartnäckig und dauerhaft als Objekt des Begehrens. Man wird sie nicht so einfach los, auch wenn man sie übersieht oder meiden will.

Denn Verantwortung ist nicht nur eine Entzugserscheinung, wenn man sie dingfest machen will, sondern auch magnetisch oder gar aufdringlich. Im Laufe des Lebens sammelt sich immer mehr Verantwortung an, bleibt an einem hängen, ohne sie loswerden zu können. Auch die beliebte Technik, sie zu ‚delegieren' oder schlicht ‚weiterzureichen', von Adam zu Eva zur Schlange – ist keine Lösung. Entzug und Aufdringlichkeit, nachts auch die Heimsuchung all der nicht zureichend wahrgenommenen Verantwortung …

Verantwortung kann somit als ein ‚Zwischenwesen' oder eine ‚Zwischenbestimmung' verstanden werden, wie Kierkegaard (1847, S. 119, 158) im Blick auf die Liebe (Gott) formulierte (vgl. Dalferth 2013, S. 158–163, 181 f.). Etwas technischer gesagt: Sie ist eine Relation und zwar eine qualifizierte Relation. Oder weniger technisch: Sie ist *das* soziale *Medium* im menschlichen Miteinander (und analog auch Gott gegenüber).[3]

Wo kann man dieser Entzugserscheinung dann auflauern, um sie entdecken, wahrnehmen und beobachten zu können, wie einen seltenen Vogel? In vitro der Begriffsarbeit? Da finden sich keine Phänomene. In vivo also. Nur, wo und wie: In den *Ordnungen*, in denen wir leben? Gesetz, Tradition, Geschichte, Gemeinschaft, Sittlichkeit und Ethos? In *mir*, in Vernunft und Gewissen, oder in Glaube und Liebe? Beim *Anderen* oder von dessen Zuschreibung her? Vermutlich am ehesten in der zwischenmenschlichen *Erfahrung*, nicht empirischer Art, sondern

---

[3] So wie die Seele wesentlich Medium ist (Stoellger 2005, 2008, 2016): Sinn für den Nächsten (und für Gott) – sozialer Sinn, der das Medium von Mensch zu Mensch ist (und auch von Mensch zu Gott).

phronetischer, der Lebenserfahrung. Die artikuliert sich in Geschichten, seien es Patientenerzählungen, Seelsorgegespräche, Pausengespräche und nicht zuletzt in ästhetisch gestalteten Narrationen im Medium der Literatur. Dann jedenfalls wäre nicht der Hirnscanner die Technik der Wahl, um Verantwortung(-sbewusstsein) wahrzunehmen und zu vermessen, sondern eher Zuhören, Lektüre, Verstehen und Antworten, die gewiss professionalisiert werden in verschiedenen Disziplinen, aber vor allem perzeptive Tugenden am Ort der Lebenswelt sind.

Welchen *Sinn* hat Verantwortung?

Welch eine absurde Frage, wird manch einer einwenden. Ist Verantwortung doch so wünschenswert wie dringlich und daher fraglos sinnvoll. Aber was genau ist ihr Sinn? Sie hat jedenfalls nicht, oder zumindest nicht *nur* ihren Sinn in sich selbst (wie das Musizieren). Gewiss ist es so befriedigend wie richtig, wenn Verantwortung wahrgenommen und übernommen wird. Dann liegt ihr Sinn in der Ordnung, der damit gefolgt wird – vorausgesetzt, diese Ordnung sei sinnvoll. Aber zuerst und zuletzt liegt ihr Sinn jenseits ihrer selbst, denn sie ist *um willen der Anderen* da und tätig.

Das ist genauer zu differenzieren. Ihr Sinn kennt drei Gravitationszentren: in mir, im Anderen oder im Dritten. Daher ist der *Sinn* der Verantwortung nicht nur zwiespältig, sondern dreispältig:

a) *Ich* oder das Selbst, das sich vor Anderen bzw. dem Dritten verantwortet und rechtfertigt für sich und die eigenen Taten. Dann dreht sich die Verantwortung im Grunde um *mich:* um meine Moralität und Gerechtigkeit, um mein Heil und gutes Gewissen oder was auch immer. Verantwortung wäre letztlich um *meiner* Güte willen da. Unter dem Primat des ‚autonomen Subjekts' wird diese Selbstbezüglichkeit der Verantwortung maßgebend sein.

b) Im Unterschied dazu wurde bereits verdeutlicht, dass der Sinn und Zweck von Verantwortung erstlich und letztlich der oder das *Andere* sei: der Nächste, der Fernste, die Toten und die Kommenden, die Umwelt, von der wir leben. Dann erscheint das Subjekt sinnvollerweise als subjectum: erst unter dem Primat des oder der Anderen sinnvoll in seiner Verantwortung. Dass das ambivalent ist und auch in gewaltsamen Verhältnissen so strukturiert sein kann, ist klar zu benennen. Dass dieses Muster darum in jedem Fall ‚schlechte Heteronomie'

© Der/die Autor(en), exklusiv lizenziert an Springer-Verlag GmbH, DE, ein Teil von Springer Nature 2022
P. Stoellger, *Verantwortung wahrnehmen als Verantwortung aus Leidenschaft,*
essentials, https://doi.org/10.1007/978-3-662-66272-4_7

bedeute, wäre indes schlicht ein Fehlschluss. Auch in Liebes- oder Familienverhältnissen wird der *Sinn* als Emergenzphänomen im Verhältnis vom Anderen her zu verstehen sein.

c) Drittens schließlich kann der Sinn der Verantwortung der oder das *Dritte* sein (nicht primär Ich oder der Nächste). In der Verantwortung *vor* dem Dritten müsste sich alles *darum* drehen, um die Achtung des Gesetzes, die Anerkennung Gottes, der Vernunft, bzw. der Ordnung. Verantwortung *vor* dem Dritten wäre im Grunde stets eine *für* den Dritten: den letzten ‚Sinn des Sinns‘.

Diese Bewegung hin zum Höchsten kann – und *sollte* theologisch gesehen auch – eine Wendung erfahren, eine Schubumkehr: Der Dritte seinerseits weist von sich weg und richtet den Sinn auf den Nächsten. Dann wäre der ‚Sinn des Sinns‘ (Gerhardt 2014) nicht Gott selbst oder das Gesetz oder die Ordnung – sondern das Worumwillen Gottes: der Nächste (also jeder Andere). Das aber hieße, dass sich alle Verantwortung *vor* Gott nicht *für und um* Gott dreht. Denn das bliebe ein zentripetaler Sinn, letztlich der Eigensinn Gottes oder des Gesetzes. Der Witz dagegen ist die *Unwucht,* das Zentrifugale, der Weg *weg* von ihm, hin zum Nächsten. Ein Gott mit Sinn und Geschmack für die Endlichkeit wird diese Selbstlosigkeit sicher zu schätzen wissen – und die allzu *Gottes*gläubigen kreativ daran erinnern, worin denn der Sinn des Sinns erstlich und letztlich bestehen möge.

‚Warum nun sollte es bei solch einer *Dreispältigkeit* bleiben?‘, wird zumal ein Psychologe und Therapeut fragen. Gilt es nicht vielmehr, diese drei Aspekte in ein ausgewogenes Verhältnis zu bringen, sie zu *triangulieren* also? Aus der Dreispältigkeit eine *Dreifaltigkeit* machen: Drei, die eines Wesens seien namens Verantwortung, in drei Entfaltungen oder Hinsichten? Fände solch eine Harmonisierung oder Ausgewogenheit mit dem Sinn fürs rechte Maß ihr Ideal in einem gleichschenkligen Dreieck? In einer Triangel, die nur harmonisch klingt und schwingt, wenn sie gut ausgewogen wäre, austariert und stimmig?

Dagegen ist kaum etwas zu sagen. Und aus Dreispältigkeit Dreifaltigkeit zu machen ist ein guter Rat: einst von Gott, heute vielleicht von erfahrenen Psychotherapeuten. Aber – hier spricht bloß ein Theologe, phänomenologischer Prägung noch dazu, der solch ‚kosmische Harmonisierung‘ noch für allzu kontrafaktisch hält. Diese erwachsene Ausgewogenheit kommt mir zu schnell. Das mag das Ziel sein, aber der Ungrund der Verantwortung ist weit diesseits solcher harmonischen Dreifaltigkeit. Und selbst wenn es denn in aller Reifung des Subjekts zu dieser Ausgewogenheit käme, was wäre der Sinn dieser schönen Triangel? Die Frage nach dem Sinn der Verantwortung kehrt dann auf höherer Ebene wieder: Was wäre der Sinn solch erwachsener und ausgewogener Verantwortung? Die Ausgewogenheit, das Apollinische, die erwachsene Reife, das weise Alter, das schöne Maß, die höchste Ordnung?

Noch einmal dem Umweg über Gott gedacht: Der Sinn des Sinns ist nicht Gott selbst, sondern sein Sinn ist doch wohl hoffentlich, seinen und unseren Sinn auf den Nächsten zu richten, also den Sinn für den Nächsten zu wecken und wach zu halten. Was denn sonst? Sonst wäre Gott *selbst* der Sinn des Sinns, als drehte sich alle Verantwortung nur um Gott, nur um ihn als Gravitationszentrum. Dann wäre die theologisch-kritische wie theologiekritische Rückfrage drängend, worin der Sinn dieses Umkreisens bestehen sollte? Die Pointe der jüdischen Theologien war stets, dass Gott von sich weg zum Nächsten weist, zum Fremdling, zu Witwen und Waisen, zu all denen, die der Barmherzigkeit bedürfen (und auch zu denen, die ihrer nicht zu bedürfen glauben). Andernfalls würde man meinen, es ginge um einen eifersüchtigen wie selbstsüchtigen Souverän. Warum sollte solch eine Machtfigur ‚Gott' genannt werden?

Kaum sagt man das, melden sich Einsprüche: Sei doch der Nächste das eigene Kind, die eigene Familie, die eigene Sippe – und damit der ‚Sinn für den Nächsten' nur erweiterter Egoismus. So verstand Thomas von Aquin die ordo amoris: vor allem die verwandtschaftlich und räumlich Nächsten, die eigene Gemeinde, die eigene Kirche etc. Dagegen hilft Kierkegaards Erinnerung (1847, S. 25 ff., 51–69, bes. 69) daran, dass *vor Gott jeder der Nächste ist,* weil jeder der Nächste Gottes ist (vgl. dazu Dalferth 2002, S. 38, 41–46). Das heißt radikale Entschränkung der Beziehung zum ‚Nächsten'. Denn *alle* sind gleichermaßen Nächste zu Gott und daher jeder in derselben Weise unser Nächster. Deswegen geht es im Anspruch des Anderen (Lévinas) und im Sinn für den Nächsten (Kierkegaard) auch *nicht nur* um die leiblich Kopräsenten, die sinnlich Sichtbaren und räumlich Anwesenden. Zum Sinn von Verantwortung gehört wesentlich der Sinn für die Unsichtbaren, Abwesenden, Übersehenen, Überhörten und Stimmlosen, die ewig Abwesenden oder die erst noch Kommenden – wie im Folgenden noch zu erörtern.

Der Sinn des ‚vor Gott' ist jedenfalls nicht, die Verantwortung an Gott zu delegieren. Das wäre *schlechte* Interpassivität, sei sie allzu fromm oder theoklastisch. Vielmehr geht es darum, *vor* Gott *an* Gott den Sinn *für* den Nächsten zu schulen: selber den Nächsten so wahrzunehmen, *wie Gott* ihn wahrnimmt. Das klingt etwas spekulativ oder metaphysisch, lässt sich aber so schlicht, wie prägnant vor Augen führen am Samaritergleichnis.

Die Urszene: der Samariter

Als ein Schriftgelehrter den Herrn fragte, was er tun müsse, um das ewige Leben zu ererben, verweist der Gefragte auf das Gesetz, genauer: auf das Doppelgebot der Liebe als den Kern der Tora. Die Rückfrage kommt umgehend, wer denn mein Nächster sei, den ich lieben solle. Darauf ist die Antwort das Samaritergleichnis: ein Vor-Augen-Malen der Evidenz des Nächsten (Lk 10,25–37).

Zur Erinnerung: Am Wegesrand liegt ein halb totes Opfer von Räubern. Ein Priester kommt vorbei: „[…] und als er ihn [den unter die Räuber Gefallenen] sah, ging er vorüber" (ἰδὼν αὐτὸν ἀντιπαρῆλθεν 10,31f.). Ein Levit kommt vorbei – und tut desgleichen: nix: „[…] und als er ihn sah, ging er vorüber". Ein Fremder, Ungläubiger, ein Feind kommt vorbei, ein Samariter eben: „[…] und als er ihn sah, jammerte er ihn (ἰδὼν ἐσπλαγχνίσθη 10,33); und er ging zu ihm, goss Öl und Wein auf seine Wunden und verband sie ihm, hob ihn auf sein Tier und brachte ihn in eine Herberge und pflegte ihn".

Die Differenz in der Wahrnehmung oder eben *Nicht*wahrnehmung von Verantwortung ist so eklatant wie evident. Aber was genau *macht* den Unterschied zwischen dem, der *sieht und vorübergeht*, und dem, der *sieht und es geht ihn an*, geht ihm durch Mark und Bein, affiziert ihn zutiefst? Für einen harten Physiologen ist die Antwort vermutlich klar: Spiegelneuronen und die entsprechende ‚Verdrahtung'; für andere liegt es vielleicht an einem gewissen Hormonüberschuss, ein ungewöhnlich hoher Oxytocin-Spiegel, der zu ‚Altruismus' treibt; oder für nochmals andere liegt es an einer entsprechenden Sozialisierung zur Empathie, einen anerzogenen Sozialinstinkt, sich altruistisch zu verhalten.

So plausibel das alles ist, ganz gewiss, sind es doch *Erklärungen,* die einen nicht vom *Interpretieren und Verstehen* dieses Unterschiedes entlasten. Natürlich helfen Erklärungen zum Verstehen, auch zum Verstehen von Verantwortung. Aber es ließe einen doch etwas unbefriedigt zurück, wenn die Antwort auf die

P. Stoellger, *Verantwortung wahrnehmen als Verantwortung aus Leidenschaft,* essentials, https://doi.org/10.1007/978-3-662-66272-4_8

Differenz von Samariter und Pharisäer bloß wäre, der eine habe einen anderen Hormonspiegel oder eine etwas andere ‚Verdrahtung'.

Das Problem an diesen Antworten ist, dass sie lediglich *Kausal*verhältnisse beschreiben, analysieren und physiologisch quantifizierend bestimmen. Verantwortung ist aber in oder *trotz* aller Kausalität eine *normative* Beziehung, nicht nur eine *deskriptive* Kausalbeziehung.[1] Verantwortung ist in Kausalitäten eingelassen, wie auch unser Bewusstsein oder die manchen als inexistent geltende Seele. Aber Verantwortung *ist* nicht nur eine Kausalrelation, sondern durchzogen von Freiheit in aller Verfehlung und von sozialer Verbindlichkeit in aller Ambivalenz.

Daher ist mit Verantwortung eine für die Wissenschaften *prekäre* Größe aufgerufen: Wie Vertrauen und Verstehen ist Verantwortung eine *nicht nur physische* Größe; mag man sie *psychisch* nennen oder gar seelisch, auch moralisch, womöglich sogar geistig oder geistlich. Die Phänomenologie könnte Verantwortung eine nicht-physische, sondern *metaphysische* Größe nennen: etwas, das der Physis voraus und zugrunde liegt, was die Physis überschreitet und letztlich von ihr kategorial verschieden ist: das *gilt* oder gelten *soll,* nicht etwas, was nur ‚der Fall' wäre. Verantwortung ist – theologisch gesehen – gerade *nicht,* was der Fall ist, sondern die Auferweckung daraus.

Beide Antworten auf den ‚unter die Räuber Gefallenen' (die von Priester und Levit wie demgegenüber die des Samariters) sind ebenso verständlich wie schwer verständlich. Das Opfer zu sehen und schlicht vorüberzugehen, sich abzuwenden, muss man *interpretieren,* um es zu verstehen. Ist das ein Ausdruck von gefühlter, gewohnter oder religiös begründeter Unzuständigkeit (einem Fremden, ‚Ungläubigen' gegenüber)? Der geht mich nichts an, und er geht mich nicht an? Oder ist es Ausdruck von Indifferenz oder Gleichgültigkeit? Oder von religiösem Ekel und Reinheitsliebe: der Fremdreligiöse, der Häretiker, an dem ich mich verunreinige? Oder Ausdruck von politischer Differenz: ein Feind, Fremdling? Trotz all dieser womöglich ‚guten Gründe' für die Nichtwahrnehmung der Verantwortung bleibt das Vorübergehen offenen Auges schwer verständlich. Man mag es erklären und zu verstehen versuchen, aber Einverständnis wird dadurch weder erreicht noch wäre es wünschenswert.

Das Opfer zu sehen und derart affiziert zu werden, dass man ihm unwillkürlich beisteht, ist ebenso der Interpretation und des Verstehens bedürftig. Priester, Levit und Samariter: alle drei *sehen* den Zerschlagenen, nehmen ihn

---

[1] Falls Kausalität denn eine *deskriptive* Größe wäre. Korrelationen mag man erheben und beschreiben, Kausalität hingegen ist ein Urteil (mit Geltungsanspruch), das über das Sichtbare und die Datenlage meist hinausgeht, zumindest wenn die Kontingenz menschlichen Handelns im Spiel ist.

wahr. Aber die einen nehmen ihn wahr, nur nehmen sie ihre Verantwortung nicht wahr; der andere nimmt vermutlich bereits *in* seiner Verantwortung den Nächsten wahr – oder wird von ihm zur Verantwortung erweckt (wie Lévinas sagen könnte).

Alle drei können das Opfer nicht *nicht* wahrnehmen. Das zeigt die *Macht* des Sichtbaren: Man kann nicht *nicht* sehen, was einem ins Auge fällt. Diese Unwillkürlichkeit zeigt sich bei jedem Unfall und seinen ‚Gaffern‘. Auf dieser Macht beruht auch der Bildgebrauch der Medien, wie in Politik und Werbung und Religion. Aber, auch wenn wir nicht *nicht* sehen können, was uns ins Auge fällt, ist *offen, wie* man wahrnimmt, ob und wie man davon affiziert wird und wie man darauf antwortet. Abstoßung und Anziehung, Lust und Unlust geraten in einen Widerstreit, wie ‚Furcht und Mitleid‘ in der Tragödie.

Priester und Levit scheinen sich mit Schrecken abzuwenden (wenn nicht ärger noch, in Gleichgültigkeit). Der Samariter hingegen überlegt nicht lang, sondern greift fraglos ein, indem er sich von seinem Affekt leiten lässt: seiner affektiven Perzeption, seiner perzeptiven Affektion. Kein Zögern, kein Abwägen, sondern der spontane Affekt führt zum spontanen Eingreifen. Indem er den Zerschlagenen sieht, ‚zieht es in seinen Eingeweiden‘, er fühlt *mit* ihm: „[…] und er ging zu ihm, goss Öl und Wein auf seine Wunden und verband sie ihm, hob ihn auf sein Tier und brachte ihn in eine Herberge und pflegte ihn" (Lk 10,34).

Ethos aus Pathos kann man das nennen: *Verantwortung aus Leidenschaft.*[2]
Das ist etwas grundsätzlich anderes als Verantwortung aus Zuschreibung oder Verantwortung aus Pflicht. Beides wäre *Ethos aus Logos* (aus Vernunft, Gesetz, Ordnung). Das ist für die Reflexion das vertraute Deutungsmuster, schlicht weil die Reflexion selber primär Logos ist, nicht Pathos; und weil selbstredend die Reflexion (der Logos) das Sagen haben will. Aber die Stimme des Anderen, die Passion des Anderen und daher die Affektion des eigenen Sinns für den Nächsten sind eine phänomenale Schubumkehr – in vivo der Wirklichkeiten in denen wir leben, wie in vitro der Deutungsmuster, in denen wir denken.

In den synoptischen Evangelien (Mt, Mk, Lk) wird dem *erzählten Jesus* ein besonders *anstößiger* Affekt zugeschrieben, und zwar wenn von seinen *Eingeweiden* die Rede ist. Das klingt eines Sohnes Gottes nicht würdig, steht aber dennoch so geschrieben. Bei der Speisung der 5000 sieht Jesus die große Menge und es

---

2 „Der verletzliche Leib des einen weckt das aufmerksame Herz des andern. Die sichtbaren Zeichen der Not bewegen buchstäblich die Eingeweide, erfüllen den Samariter mit Fürsorglichkeit" (Bovon 1996, S. 90).

schmerzt ihn in den Eingeweiden, im Gedärm. Luther übersetzte: „sie jammerten ihn" (Mk 6,34).[3]

Dieser Jammer Jesu (ἐσπλαγχνίσθη) kommt von den σπλάγχνα, den *Eingeweiden*, in denen man den *Sitz der Gefühle* sah. Etwas ‚salonfähiger' heißt das: *Mitleid und Erbarmen*.[4] Ähnlich spricht Jesus bei der Speisung der 4000: „Mich jammert das Volk [...]."[5] Bei der Heilung von zwei Blinden in Matthäus 20 jammern sie ihn.[6] Und diese Metapher eben dieser Leidenschaft findet sich auch bei Lukas. Als der Jüngling zu Nain zu Grabe getragen wird, sieht Jesus dessen Mutter und ‚sie jammerte ihn': „Und als sie der Herr sah, jammerte sie ihn, und er sprach zu ihr: Weine nicht!"[7]

‚Jammer' klingt etwas befremdlich, ja – jämmerlich. Wie unanständig es damals wirkte, von den Eingeweiden Jesu zu sprechen, zeigt die Text- und Rezeptionsgeschichte. Dergleichen wurde eifrig verschwiegen und vergessen gemacht.

An zwei Stellen wird der ‚Jammer Jesu' sogar vom *Vater* ausgesagt: Im Gleichnis vom *verlorenen Sohn* regen sich die Eingeweide des Vaters, als der Sohn zurückkehrt: „Als er aber noch weit entfernt war, sah ihn sein Vater, und es jammerte ihn; er lief und fiel ihm um den Hals und küßte ihn."[8] (Der Antagonist dieses Mitleids ist der Zorn des älteren Sohnes darüber...) Im Gleichnis vom *Schalksknecht* fühlt der Herr in seinen Eingeweiden Mitleid[9] und erlässt dem

---

[3] Mk 6,34: „Καὶ ἐξελθὼν εἶδεν πολὺν ὄχλον καὶ ἐσπλαγχνίσθη ἐπ᾽ αὐτούς, ὅτι ἦσαν ὡς πρόβατα μὴ ἔχοντα ποιμένα, καὶ ἤρξατο διδάσκειν αὐτοὺς πολλά (et exiens vidit multam turbam Iesus et *misertus* est super eos quia erant sicut oves non habentes pastorem et coepit docere illos multa)." Vgl. Mt 9,36: „Ἰδὼν δὲ τοὺς ὄχλους ἐσπλαγχνίσθη περὶ αὐτῶν."

[4] So steht im Katalog vorzüglicher Eigenschaften in Kol 3,12ff das herzliche Erbarmen an erster Stelle (σπλάγχνα οἰκτιρμοῦ).

[5] Mk 8,2: „σπλαγχνίζομαι ἐπὶ τὸν ὄχλον, ὅτι ἤδη ἡμέραι τρεῖς προσμένουσίν μοι καὶ οὐκ ἔχουσιν τί φάγωσιν (*misereor* super turba quia ecce iam triduo sustinent me nec habent quod manducent)."

[6] Mt 20,34: „σπλαγχνισθεὶς δὲ ὁ Ἰησοῦς ἥψατο τῶν ὀμμάτων αὐτῶν, καὶ εὐθέως ἀνέβλεψαν καὶ ἠκολούθησαν αὐτῷ (*misertus* autem eorum Iesus tetigit oculos eorum et confestim viderunt et secuti sunt eum)."

[7] Lk 7,13: „καὶ ἰδὼν αὐτὴν ὁ κύριος ἐσπλαγχνίσθη ἐπ᾽ αὐτῇ καὶ εἶπεν αὐτῇ· μὴ κλαῖε (quam cum vidisset Dominus *misericordia* motus super ea dixit illi noli flere)."

[8] Lk 15,11ff; vgl. 15,20: „καὶ ἀναστὰς ἦλθεν πρὸς τὸν πατέρα ἑαυτοῦ. Ἔτι δὲ αὐτοῦ μακρὰν ἀπέχοντος εἶδεν αὐτὸν ὁ πατὴρ αὐτοῦ καὶ ἐσπλαγχνίσθη καὶ δραμὼν ἐπέπεσεν ἐπὶ τὸν τράχηλον αὐτοῦ καὶ κατεφίλησεν αὐτόν."

[9] Mt 18,27: „Σπλαγχνισθεὶς δὲ ὁ κύριος τοῦ δούλου ἐκείνου ἀπέλυσεν αὐτὸν καὶ τὸ δάνειον ἀφῆκεν αὐτῷ."

bittenden Knecht seine Schuld (wieder gegenüber dem Zorn).[10] So vom *Vater* zu sprechen, hat einen Hintergrund im Alten Testament, der hier nur angemerkt sei.[11]

Im ‚Jammer Jesu‘, seiner Affektion ‚in Mark und Bein‘, kann man *das* Paradigma desjenigen Jammers entdecken, den Ernst Tugendhat in seiner Ethik (1993) für entscheidend erklärte. Ähnlich aufschlussreich ist es, wenn Tugendhat angesichts der Sinn-Leere von Selbsterhaltung und -behauptung zur Grundlegung (s)einer Ethik nicht anders kann und will, als auf das Gefühl des Mitleids zu rekurrieren – und das ausgerechnet im Anschluss an Schopenhauer. Denn der legte am Ende seiner *Preisschrift über die Grundlage der Moral* ein ‚experimentum crucis‘ vor (§ 19): Einer, der einen anderen hatte töten wollen, lässt das im letzten Moment mit der Begründung, weil „mich Mitleid ergriff [...] es jammerte mich seiner“ (Tugendhat 1993, S. 178). Nicht nur, dass hier das Mitleid als Fundament der Moral nobilitiert wird, es wird auch in unüberhörbarer Weise biblisch konnotiert. Für die unwillkürliche Selbstverständlichkeit des Affiziertwerdens ist die Wendung Tugendhats vom „Sichbestimmenlassen durch das Gutsein“ (S. 184) jedoch zu *schwach* – auch noch in Martin Seels Weiterführung (2002) dessen. Es liegt vielmehr ein Bestimm*werden* vor, jedem intentionalen Lassen gegenüber *vorgängig*. Tugendhats eigene Formulierung zeigt signifikante Konnotationen seiner Tradition: „Wir gehören in eine umfassendere Gemeinschaft der leidensfähigen Kreatur, aber auch der Natur überhaupt“ (S. 191).

Auch hier ist merklich, wie Verantwortung nicht um das autonome Subjekt kreist, sondern um einen Dritten namens ‚Kreatur‘ und ‚Natur‘. Und wie in der Theologie fragt sich dann auch hier, worum willen? Erstlich und letztlich doch offenbar um willen der ‚leidensfähigen Kreatur‘.

Die ‚Samariterdifferenz‘ der Verantwortung wird im Gleichnis verkörpert von zwei Haltungen, eher Pathiken als Praktiken: Sehen – und Vorübergehen; oder aber: Sehen – und Affiziertwerden! Hermeneutisch sollte man präzisieren, dass es hier um eine Erzählwelt geht, um eine Erzählszene, also ‚für uns‘ nicht um Sehen, sondern um Lesen und Hören, worin wir vor die ‚Gretchenfrage‘ der Verantwortung geführt werden: Vorübergehen oder Affiziertwerden?

Ist das Samaritergleichnis dann nur ein ‚exemplum‘, eine Beispielgeschichte, Vorbild für die Nachfolge? Eine moralisierende Fabel für die, die dergleichen

---

[10] Mt 18,23ff.

[11] Vgl. v. a. Jer 31,20: „Ist nicht Ephraim mein teurer Sohn und mein liebes Kind? Denn sooft ich ihm auch drohe, muss ich doch seiner gedenken; darum bricht mir mein Herz, dass ich mich seiner erbarmen muss, spricht der Herr.“ Wörtlicher übersetzt: „Deswegen haben rumort meine Eingeweide für ihn, ich muß mich seiner erbarmen, Spruch Jahwes“ (Fischer 2005, 142).

nötig zu haben glauben? Also ein letztlich infantilisierendes religiöses Mär-
chen? Ob Urszenen des Mitleids und der entsprechenden Verantwortung letztlich
‚effizient‘ und ‚evident‘ sind, ist eine Frage ihrer Performanz, genauer der ‚Pa-
thosperformanz‘ (als Kurzformel für die Performanz von Pathosszenen). Ihre
Effizienz besteht in einer gewissen *Unmöglichkeit,* ihnen zu widerstehen, wie
bei einem guten Witz.

Das Gleichnis ist ein *narrativer Logos mit Pathos –* mit *Effekt fürs Ethos.* Ein
Wort, das *mit* Leidenschaft *von* Leidenschaft spricht, und das in diesem Sinne
mitteilt und vergegenwärtigt, wovon es spricht. So gesehen ist es ein wirksames
Wort – signum efficax gratiae – ein *sakramentales Zeichen.*

Das damit vertretene *responsive* Verständnis von Verantwortung, also ihre passive Genese aus Anspruch und Affektion, auf die in der Antwort Verantwortung
wahrgenommen wird zieht einen naheliegenden Einwand auf sich. Gegen Lévinas
(und Bernhard Waldenfels), die hier im Hintergrund stehen, heißt es exemplarisch
bei Ludger Heidbrink (2003, S. 164 ff.):

1. Das sei eine Entgrenzung und Totalisierung der Verantwortung,
2. die den Anderen ‚divinisiere‘ (S. 172)
3. und eine bloße Umkehrung vom Prinzip der Subjektivität auf die Alterität
   bedeute.
4. Das führe nur zu einer ‚Erpressung‘, indem der Adressat des Anspruchs zum
   Angeklagten werde.
5. Kurzum, das sei entweder „trivial" oder „selbstwidersprüchlich" (S. 174).

Trivial wäre es, weil: „Jedes Verantworten ist auch immer zugleich ein *Antworten* auf das, was an Ansprüchen an uns herangetragen und durch unser Handeln
bewirkt wird. Nur folgt daraus nicht umgekehrt, daß jedes Antworten auch ein
Verantworten ist, aufgrund dessen wir für unser Handeln moralisch oder rechtlich
einstehen müßten und auf die Belange des Anderen mit Rücksicht, Fürsorge oder
Großzügigkeit zu reagieren haben" (S. 175). Nun versteht sich das durchaus von
selbst. Nicht jedes Antworten ist ein Verantworten, ein *verantwortliches* Antworten. Das zeigt die Samariterdifferenz mehr als deutlich. In der Tat ist nicht jede
Antwort eine verantwortliche, aber jede Verantwortung ist eine Antwort. Und es
gibt gewiss auch unverantwortliche Antworten – Krieg zum Beispiel.

Aber Heidbrink meint darüber hinaus, es sei auch selbstwidersprüchlich:
„Damit der Andere in seiner Andersheit zum Adressaten einer ethischen Verantwortung wird, muß er schon als moralisches Gegenüber anerkannt worden
sein" (ebd.). Damit wäre die rational-deliberative Anerkennung (und Zuschreibung) zum principium primum ernannt: Alle Verantwortung gründe in einem Akt

der Anerkennung. Nur würde damit der pränormative Ungrund solch begründeter Aktivität der Anerkennung vergessen (gemacht). Ist es ‚wirklich' so, oder ‚notwendig', dass erst einmal die Anerkennungsdeliberation zu einem Ergebnis kommen muss, bevor der Andere Adressat werden kann? Jedenfalls würde damit Verantwortung rationalistisch konzipiert: erst rationale Anerkennung (symmetrisch, reziprok, kopräsent?), *dann* erst Adressierung und Verantwortung? Das käme einer indifferenten Beobachterposition nahe, die eine Anerkennung und Verantwortung verweigert, solange keine ‚hinreichenden Gründe' dafür gegeben werden. Diese Haltung könnte sich mit Priester und Levit gut verstehen, die offenbar keine Gründe für eine Verantwortung gegenüber dem Opfer erkennen konnten.

Die Pointe der metaethischen Gründung der Verantwortung (bei Lévinas und Waldenfels) wird von Heidbrink präzise verpasst. In vitro seiner Begriffsprüfung wird verkannt, dass es beiden um die ‚eidetische Variation' einer Urimpression geht: um die Situation der *Genesis von Geltung,* also der Entstehung von Verantwortung *vor* dem Anderen und *für* ihn: um die präreflexive Evokation von Verantwortung diesseits der Deliberation und reflexiven Anerkennung, und um eine Affektion angesichts eines unausweichlichen Anspruchs. In diesem Sinne *entsteht* Verantwortung im unausweichlichen Verhältnis zum Anderen, also *zwischen* Anspruch und Antwort. Sie *ist* responsiv und *wird* responsibel angesichts des Anderen: deskriptiv *antwortlich* und normativ *verantwortlich.* Das macht den Unterschied von phänomenologischer Responsivität und normativer Responsibilität – im Übergang von der Antwort zur Verantwortung.

Heidbrink selbst plädiert in seiner *Kritik der Verantwortung* final für eine ‚Aufmerksamkeitsverantwortung' (S. 311 f.), sodass das Verantwortungsprinzip auf „Latenzbeobachtung" umgestellt wird, „wodurch auch das in den Aufmerksamkeitshorizont tritt, was sich der Verantwortbarkeit entzieht" (S. 313; Heidbrink rekurriert auf Luhmann 1995, dort bes. S. 138). Eben solche ‚Entzugserscheinungen' sind verantwortungsevokativ. Und das gilt nicht nur in Systemen, sondern in vivo ursprünglich gegenüber Personen, beseelten Lebewesen und sogar der Natur gegenüber.

Mit der effektiven Narration des Samaritergleichnisses wird auch klar, dass es in der Wahrnehmung eines Anspruchs nicht um eine reziproke, symmetrische und sinnlich-leibliche Kopräsenz gehen muss. Gerade *abwesende* oder *übersehene* Andere nehmen einen in Anspruch, auch wenn man diese noch gar nicht wahrgenommen hat. Insofern heißt ‚Wahrnehmen' hier auch Wahrnehmen der ‚Rückseite' der Phänomene: des Abwesenden, Verstellten, Unsichtbaren, in der Verschränkung von memoria und imaginatio: imaginatives Wahrnehmen und ‚Vorstellen' des Nichtsichtbaren.

‚Aufmerksamkeit' als ethische Tugend der Verantwortung hat dann einige ungeahnte Aspekte: Aufmerksamkeit für a) die Anwesenheit des/der Anderen in leiblicher Kopräsenz (brennendes Haus); b) für die Abwesenheit der Nichtmehrseienden; c) für die Abwesenheit der Nichtwahrgenommenen (Exkludierten etc.); und d) für die Abwesenheit der Nochnichtseienden, der Kommenden.

So oder so wird Aufmerksamkeit provoziert und evoziert *durch* Phänomene – und muss sehr geschärft und geübt werden, um auch das zu beachten, das *nicht* erscheint. Gerade ‚Was sich *nicht* zeigt' (in Ergänzung zu Mersch 2002) bedarf womöglich um so mehr der verantwortlichen Aufmerksamkeit: Tote, Kommende, Unsichtbare und unsichtbar Gemachte, Unhörbare, Unwahrnehmbare. Sogar Gott gehört in diese Reihe der Exkludierten, die als unmöglich wahrzunehmen, zu hören, zu sehen oder schlicht als inexistent gelten. Wer wollte die Ansprüche solcher Figuren des Unmöglichen schon wahrnehmen, geschweige denn, sich vor ihnen in Verantwortung sehen?

Die Inexistenten und Unmöglichen?

9

Verantwortung überhaupt nur *wahrzunehmen* (und erst recht sie auch wirklich wahrzunehmen, also zu übernehmen) fällt dort besonders schwer, wo das Gegenüber inexistent ist, sich nicht zeigt, oder auch ‚nur' keine Stimme hat, und daher keine Aufmerksamkeit oder gar reziproke Anerkennung findet.

Verantwortung gegenüber Abwesenden oder sogar (gegenwärtig) Inexistenten – klingt einigermaßen absurd. Wenn ich Stimmen höre und mir höhere Mächte etwas befehlen, wäre es nicht ohne weiteres ratsam, sich denen gegenüber in der Verantwortung zu sehen. Aber Theologie und Philosophie haben ständig mit solchen Stimmen zu tun: die Stimme Gottes oder die der einen reinen Vernunft; die Stimme der Gerechtigkeit oder sogar die der Barmherzigkeit. Das sind (sehr unterschiedliche) Größen, deren Existenz jedenfalls nicht unumstritten ist.

Es war einmal, da galt *Gott* fraglos als existent, heute hingegen als fraglos inexistent. Und der *Seele* ist ja das gleiche Schicksal widerfahren: einst fraglos existent, aber heute offenbar fraglos inexistent. Würde ich an der Universität einen Psychologen nach ‚der Seele' fragen, würde ich vermutlich verwunderte Rückfragen ernten, was ich denn damit meinte? Eine Größe aus dem wissenschaftsgeschichtlichen Museum? Eine in Frieden ruhende Größe der Philosophiegeschichte? Eine Untote der Religionsgeschichte? Nicht ‚Seele' ist wissenschaftlich ein Thema, sondern eher ‚Oxytocin' und ähnliches, jedenfalls nur das, was sich in Form empirischer Studien fassen lässt. Wer heute noch nach ‚Seele' oder gar ‚Psychoanalyse' fragt an der Universität, kann schnell für therapiebedürftig gehalten werden, bestenfalls, sofern denn Psychotherapie nicht als vorwissenschaftlicher Voodoo angesehen würde, wie Alchemie statt Chemie; Hermeneutik statt analytischer Philosophie; Theologie statt Empire.

Über Gott und die Seele mag man streiten, aber für die Verantwortung geht es auch um sehr konkrete und in gewisser Weise noch viel ‚inexistentere' Größen. Noch inexistenter, weil sie noch nicht einmal die Aufmerksamkeit finden wie

P. Stoellger, *Verantwortung wahrnehmen als Verantwortung aus Leidenschaft*, essentials, https://doi.org/10.1007/978-3-662-66272-4_9

Gott und Seinesgleichen. Man denke an nicht mehr und noch nicht Lebende, also
vergangene und künftige Generationen; gewiss auch an Marginalisierte, Exklu-
dierte in der Gegenwart: die Unsichtbaren und Stimmlosen; oder die für irrelevant
oder illegal Erklärten: die Figuren des Unmöglichen, die prinzipiell keiner Anerkennung fähig oder würdig erscheinen. Es sind die stummen großen Mehrheiten
‚der Menschheit‘, die nicht mehr oder noch nicht stimmberechtigt sind, keine
Stimme haben, nicht mitreden können und daher kein Gehör finden, in der Regel
zumindest. Wer für ‚Aufmerksamkeitsverantwortung‘ plädiert, sollte für diese
Vergessenen, Übersehenen und Unmöglichen aufmerksam werden.

Das Problem mit diesen ‚Figuren des Unmöglichen‘ entsteht nicht erst, wird
aber verdichtet und verstetigt durch ‚unsere‘ Aufklärungstradition. Für Kant hat
sich das Subjekt stets und immer vor dem Sittengesetz zu verantworten, ähnlich wie in der christlichen Theologie die Seele stets vor Gesetz und Gott. Es
ist die höchst persönliche, *eigene* Verantwortung: für das eigene Wollen und
Handeln bzw. für das eigene Gottesverhältnis, den eigenen Glauben, die eigene
Gerechtigkeit, ähnlich wie die eigene Güte und Vernünftigkeit. Das ist so oder so
erstaunlich selbstbezogen, präsenzfixiert und vor allem individuell. Daher konnte
der protestantischen Tradition auch nicht ganz zu Unrecht die Gefahr eines ‚Heilsegoismus‘ vorgeworfen werden, wenn sich denn alles vor allem um die *eigene*
Gerechtigkeit im Glauben drehe.

Für Hegel und dessen Nachfolger hingegen, bis in die Frankfurter Schule
und den Cluster ‚Normative Orders‘ hinein, ist die Verantwortung immer schon
so geschichtlich wie sozial verfasst, nicht nur subjektiv, sondern intersubjektiv,
allerdings stets nach Maßgabe *reziproker Anerkennung,* und zwar unter Präsenten, Kopräsenten, und Vernünftigen, Anerkennungsfähigen und -würdigen. Wie
mit Toten und künftigen Generationen verantwortlich zu ‚kommunizieren‘ wäre,
oder mit den noch unmöglichen Figuren der ‚radikal Fremden‘, müsste noch
geklärt werden. Bei allem Geschichtsbewusstsein hegelscher Tradition ist sie
letztlich doch präsentistisch, rationalistisch und letztlich recht exklusiv konzipiert: auf Anerkennung unter Gleichen und Anwesenden angelegt – im Zeichen
der Geschichte des Begriffs als Fortschrittsgeschichte der Freiheit.

Solch eine normative und teleologische Orientierung an Vernunft und Präsenz – ist unvernünftig und apräsentiert, verschattet, verdrängt, verkennt und
macht vergessen: die Präsenten, aber nicht Wahrgenommenen; die noch nicht
einmal Präsenten; all die Inexistenten, kommende Generationen natürlich, vergangene, nie wirklich Gewordene oder inexistent Bleibende. Exemplarisch dafür steht
die Figur des Fremden, oder weitergetrieben hier die Figuren des Unmöglichen,
auch des Verfemten, Selbstwidersprüchlichen, Absurden oder ‚Verrückten‘.

Am Rande notiert: auch Gott kennt das Problem. Für inexistent gehalten zu werden, führt leicht dazu, *ihm* gegenüber nun ganz gewiss keine Verantwortung wahrzunehmen. Das fällt umso leichter, wenn man meint, Gott sei inexistent, weil er ohnehin selbstwidersprüchlich und daher unmöglich sei.

Kurzum: Die Inexistenten und Unmöglichen haben es am schwersten in Verantwortungsverhältnissen. Dabei weiß jeder Leser eines guten Buches, dass er und zwar er allein für die Existenz der gelesenen Figuren verantwortlich ist, auch wenn das nur eine Existenz im Vorübergehen sein mag – oft mit langem Nachleben. Aber auch die Toten wissen ein Lied davon zu singen: aus den Augen, aus dem Sinn. Dabei spürt jeder nachdenkliche Zeitgenosse (wie Alexander Kluge), dass die Toten keineswegs nur tot sind, sondern in aller Inexistenz sehr präsent und wirksam. Ihnen gegenüber alle Verantwortung abzustreiten oder noch nicht einmal wahrzunehmen, wäre blind und durchaus unverantwortlich.

Für die Populationen der Inexistenten (der Einstigen und der Kommenden) hat die Theologie einen besonderen Sinn und auch Expertise. Und wie das Samaritergleichnis zeigt, auch für die Anerkennungsunwürdigen, die Unmöglichen und ‚unreinen Fremden‘. Denn – wenn in der Religion mit inexistenten Figuren verkehrt wird (wie Gott und Engeln), oder zumindest abwesend Anwesenden (wie Toten und Auferstandenen), dann hat man für die schwache Präsenz von Inexistenten einen besonderen Sinn, oder sogar Leidenschaft. Ethisch konkret wird das bei den durchaus präsenten Marginalisierten, die erst der leidenschaftlichen Wahrnehmung und Aufmerksamkeit bedürfen, damit es zur ‚Aufmerksamkeitsverantwortung‘ kommt. Aber es sind nicht ‚nur‘ Marginalisierte, sondern im Grenzfall Unmögliche. Das trieb schon Hans Jonas um, wenn er denen nachging, die in einer Logik reziproker Anerkennung unter Gleichen nie und nimmer Verantwortung finden.

Die Gewesenen und die Kommenden 10

Bemerkenswerterweise waren es vor allem Vertreter der *jüdischen* Tradition in Philosophie und Religionsphilosophie, die für die Verantwortung gegenüber den Einstigen und den Kommenden argumentiert haben, exemplarisch und prominent: Benjamin, Lévinas und Jonas. Das ist auch erwartbar und angebracht. Denn – zur Erinnerung notiert – in der jüdischen Tradition gilt der Grundsatz: Gedenket, erinnert Euch (vgl. Stoellger 2015) – nicht nur an die Shoa, sondern vor allem an die Bundesgeschichte und die ‚Väter‘ (und Mütter). Daher ist das ‚kleine geschichtliche Credo‘ (Dtn 26,5–10) *das* Glaubensbekenntnis zur Religion der Väter, eine Erinnerung an die Existenz als Fremdling in Ägypten, den Exodus und die Landgabe – in summa: die Geschichte Gottes mit seinem Volk.

Religion ist daher nicht ‚nur‘ Glaube, sondern vor allem Erinnerung und Gedächtnis: Bundestreue in Gestalt des Gedenkens und Andenkens der Väter und des Mitseins Gottes in der Fremde, der Wüste, im Land und im Exil. Das ist nie *nur* Erinnerung, sondern stets auch Erwartung – des Kommenden, des Messias, des Reiches Gottes, der kommenden Welt (wie im Messianismus Scholems oder Derridas). Memoria ist stets auch imaginatio – und umgekehrt.[1] Diese Verschränkung kultiviert auch die christliche Tradition, rückblickend wie ausblickend, andenkend wie hoffend. Stehen wir stets schon in Verantwortung vor den Toten und den Kommenden – und all den anderen ‚Unmöglichen‘ (vgl. Menga 2016).

Walter Benjamin (2015, S. 627–639) meinte, das Besondere des jüdischen Gebets sei das Gedenken und Erinnern als Form, den Vergangenen Gerechtigkeit widerfahren zu lassen. Darin zeigt sich das Bewusstsein der Verantwortung vor

---

[1] Bis dahin, dass deren Verschränkung ihre Differenz kompliziert werden lässt. Ist die memoria nicht eine imaginatio des Gewesenen und die imaginatio des Kommenden nicht stets memorial geladen?

P. Stoellger, *Verantwortung wahrnehmen als Verantwortung aus Leidenschaft*, essentials, https://doi.org/10.1007/978-3-662-66272-4_10

den Gewesenen, die zu erinnern und präsent zu halten erstlich und letztlich religiös verfasst ist. Dabei gilt diese Verantwortung nicht ‚nur' vor dem Gesetz und vor Gott, sondern gerade vor den Vätern (und Müttern sc.), denen ‚Gerechtigkeit' widerfahren zu lassen, unendliche Aufgabe der Späteren ist.

Hans Jonas wandte den Blick und die Aufmerksamkeit in seiner Gegenwart auf die Zukunft: auf die drängende Krise des kalten Kriegs und der sich abzeichnenden Krise der Ökologie. Mit 76 Jahren publizierte er 1979 sein *Prinzip Verantwortung* unter der ethischen Globalisierungsthese: Der „Fortbestand der Welt" (Bongardt et al. 2021, S. 121) sei der „Imperative of Responsibility" (Jonas 1984/2003). *Imperativ* ist zwar der kantische Grundton, aber die jüdische Tradition bildet unverkennbar die Obertöne der Konnotationen und den basso continuo der Plausibilitätshintergründe. Jonas radikale Frage ist: „[…] warum überhaupt Menschen in der Welt sein sollen: warum also der Imperativ gilt, ihre Existenz für die Zukunft zu sichern. Das Abenteuer der Technologie zwingt mit seinen äußersten Wagnissen zu diesem Wagnis äußersten Besinnung" (S. 8). Dass in der Ökumene, ungefähr 1983 in Vancouver, auch der konziliare Prozess für ‚Gerechtigkeit, Frieden und Bewahrung der Schöpfung' anfing, ist eine passende Parallelaktion, die heute und wohl auch in Zukunft nichts von ihrer Dringlichkeit und Aktualität verloren hat.

Hans Blumenberg (1981) sah den Menschen grundsätzlich in einer ‚rhetorischen Situation' von ‚Evidenzmangel' und ‚Handlungszwang'. Jonas dagegen sieht uns angesichts von Evidenzmangel in der Pflicht zur *Handlungsenthaltung* (nicht einer phänomenologischen, sondern einer *ethischen* Epoché). Damit zieht er aus der Anerkennung der *Unwissenheit* und *Unabsehbarkeit* aufgrund der Unmöglichkeit sicherer Prognosen eine klare Konsequenz: „Es ist die Vorschrift, primitiv gesagt, daß der *Unheilsprophezeiung mehr Gehör zu geben ist als der Heilsprophezeiung*" (S. 70 ff.). Gesagt und gehört auf biblischem Hintergrund ist das ein Argument für das Unbehagen an der technischen, biotechnologischen und auch digitalen Kultur. „Die Kluft zwischen Kraft des Vorherwissens und Macht des Tuns erzeugt ein neues ethisches Problem. Anerkennung der Unwissenheit wird dann die Kehrseite der Pflicht des Wissens und damit ein Teil der Ethik, […]" (S. 28). Daher sei dasjenige Gebot „zur höchsten Pflicht zu machen, die Menschheit nie in eine Rettungsbootsituation kommen zu lassen" (Jonas 1981, S. 230). – Als wären wir da nicht schon längst. Blumenberg (1979) hatte Pascals Wendung zum Motto seines Büchleins *Schiffbruch mit Zuschauer* gemacht: ‚Vous êtes embarqué'. Kein Zufall vermutlich, dass Hans Jonas seinen Kollegen Hans Blumenberg für den ‚bedeutendsten Gegenwartsphilosophen' hielt (vgl. Bajohr 2022).

Mit Verweis auf die Sintflut (Genesis 8f) notierte Jonas: Der vom Menschen enttäuschte und in Zorn entbrannte Gott, der es bereute, den Menschen geschaffen zu haben, wendet sich *gegen seinen Zorn,* sodass er „ein bescheideneres Ziel als den vollkommenen Menschen akzeptiert; und ich finde, wir müssen es auch akzeptieren" (Jonas 1981, S. 228). Vor Gott von Gott zu lernen, wie man es sich am unvollkommenen Menschen genügen lassen möge, ist so gewagt wie angreifbar. Hier wird die als unmöglich und obsolet geltende Gottesbeziehung greifbar, die bei Jonas mitschwingt.

Der bewegende Hintergrund seiner Verantwortungsethik findet sich im *Gottesbegriff nach Auschwitz,* in Jonas Schöpfungsmythos (kabbalistisch inspiriert mit Isaak Luria und Gershom Scholem). Dort heißt es: „Verzichtend auf seine eigene Unverletzlichkeit erlaubte der ewige Grund der Welt zu sein. Dieser Selbstverneinung schuldet alle Kreatur ihr Dasein und hat mit ihm empfangen, was es von Jenseits zu empfangen gab. Nachdem er sich ganz in die werdende Welt hineingab, hat Gott nichts mehr zu geben: Jetzt ist es am Menschen, ihm zu geben. Und er kann dies tun, indem er in den Wegen seines Lebens darauf sieht, daß es nicht geschehe, oder nicht zu oft geschehe, und nicht seinetwegen, daß es Gott um das Werdenlassen der Welt gereuen muß" (Jonas 1987, S. 47). *Das* scheint mir die religionsphilosophische Urimpression von Jonas zu sein: Dasein als Gabe und daher Rückgabe als Aufgabe, Gott gegenüber und den Gewesenen wie den Kommenden gegenüber – als hätte der Mensch die Verantwortung für die ‚Bewahrung der Schöpfung' und nicht mehr Gott, zumindest nicht Gott allein.

Die synchron und diachron geweitete Regel für verantwortliches Handeln formulierte Jonas allerdings ganz nüchtern, in kantisch-klassischer Weise: „Handle so, dass die Wirkungen deiner Handlung verträglich sind mit der Permanenz echten menschlichen Lebens auf Erden" (Jonas 2003, S. 36). Denn es ist von der ‚Menschheit der Zukunft' „[k]ein Einverständnis zu ihrem Nichtsein oder Entmenschtsein […] erhältlich noch auch supponierbar" (S. 80). Das Paradigma für die Plausibilisierung und Motivation zu solcher Verantwortung ist die Fürsorge der Eltern und die der Staatslenker. Beide gründen Jonas zufolge in einem unmittelbaren Situationsappell: Das „Neugeborene, dessen bloßes Atmen unwidersprechlich ein Soll an die Umwelt richtet, nämlich: sich seiner anzunehmen. Sieh hin und du weißt" (S. 235).

Das ist keine Zuschreibung (weder der Menschenwürde noch der Verantwortung) oder eine verhandelbare Entscheidung aus deliberativer Distanz, sondern eine ‚unmittelbare Evidenz' aus der Wahrnehmung des Anderen und seines Anspruchs. Ethisch wird das üblicherweise kritisiert als Naturalisierung: Sein und Sollen gelten hier als indifferent. Und da aus Sein kein Sollen folgen könne, gilt Jonas Argument als unhaltbar. Aber so einfach und einfach falsch ist es mitnichten: „Der Säugling vereinigt in sich die selbstbeglaubigende Gewalt des Schondaseins und die heischende Ohnmacht des Nochnichtseins, den unbedingten Selbstzweck jedes Lebendigen und das Erstwerdenmüssen des zugehörigen Vermögens, ihm zu entsprechen" (S. 240).

Das klingt nach philosophisch grundsolider Begründung, lebt aber von einer lebensweltlichen Intuition, die nur allzu leicht angreifbar ist. Hier wird nicht vom Logos aus das Ethos begründet, aus reiner Vernunft ein Imperativ deduziert. Leitend und maßgebend ist vielmehr eine primordiale Affektion, die ein ‚Verantwortungsgefühl' evoziert (S. 163–171). ‚Primordiale Affektion' heißt mit Husserl, es wird die *passive Genesis* der Verantwortung aufgerufen: aus dem unabweisbaren Anspruch des Anderen, hier des fürsorgebedürftigen Säuglings.

Das ist dem oben angeführten Samaritergleichnis nicht ganz fremd. *Das Ethos gründet in einem Pathos – das responsiv das Ethos provoziert* und in Jonas gewagtem *Logos* artikuliert wird. Nur ist das hier kein narrativer Logos, wie im Gleichnis, sondern ein zunftgemäß imperativischer Logos.

Das kann man vielleicht noch etwas wenden, um die Pointe prägnanter hervortreten zu lassen: ‚Sieh hin und du weißt'? Ist es das ‚Wissen', das dem Hinsehen, der Wahrnehmung folgt? Ist hier nicht das Samaritergleichnis gewagter und treffender? Sieh hin und du *fühlst* – dich verantwortlich, fühlst deine Verantwortung, und handelst daher aus diesem *leidenschaftlichen Verantwortungsgefühl.*

Verantwortung *als Pflicht* oder *als* Leidenschaft?

Ob nun religiös oder profan gesehen, bleibt bei der hier versuchten Verteidigung der Verantwortung gegen ihre Verächter, wie gegen ihre Liebhaber, manche Frage strittig: Ist sie selektiv oder infinit; entsteht sie aus autonomer Vernunft oder aus Passion, aus Affektion durch den Anderen; ist sie Pflicht oder Leidenschaft; führt sie in Verschuldung oder in eine Freiheit aus Verantwortung?

Ob endliche und selektive Verantwortung, oder unendliche und universale, führt die wahrgenommene Verantwortung in eine Logik von *Verpflichtung und Verschuldung,* womöglich eine unendliche Verschuldung. Religiös ist das bekannt und vielleicht gelöst, erlöst, durch Tod und Auferweckung. Profan hingegen wird das wenn, dann durch Selektion und Deeskalation ‚gelöst‘. Nur eine reflektierte, limitierte und selektive Verantwortung sei solide zu begründen.

Jonas sieht das philosophisch wie theologisch anders: Die universale Verantwortung für die Kommenden sei unausweichlich, ob nun vor Gott oder der Geschichte. Aber – mit dieser unendlichen Aufgabe geht leider auch eine unendliche Schuld einher. Der nie einzulösenden Verantwortung wird man nicht recht gerecht werden können, da sie infinit entgrenzt ist: eine Verantwortung, über die hinaus eine größere nicht gedacht werden kann. Als hätte der Mensch die Verantwortung Gottes für die ‚Bewahrung der Schöpfung‘ geerbt oder übernommen (oder ihm etwas abgenommen?). So geht die Frage der Verantwortung bei Jonas *wie* Lévinas aus. ‚Vor dem Gesetz‘, angesichts des Nächsten, angesichts von Natur und Zukunft, bleibt der Mensch immer unendlich zurück hinter dem, was zu tun wäre. Unendliche Verantwortung setzt leider unendliche Verschuldung frei – und den Menschen daher unfrei. Galt klassisch Verantwortung aus autonomer Freiheit, so gilt hier umgekehrt: *Unfreiheit aus unendlicher Verantwortung.*

Es wirkt wie eine profane Version der Sündenlehre, wenn der Mensch dann in unaufhebbarer Verschuldung verstrickt bleibt. Das ist deskriptiv wie normativ

© Der/die Autor(en), exklusiv lizenziert an Springer-Verlag GmbH, DE, ein Teil von Springer Nature 2022
P. Stoellger, *Verantwortung wahrnehmen als Verantwortung aus Leidenschaft,* essentials, https://doi.org/10.1007/978-3-662-66272-4_11

durchaus plausibel, leider. Biblisch gesagt (mit Paulus, Röm 3,9–12, Psalm 14,1–3): „Denn wir haben soeben bewiesen, dass alle, Juden wie Griechen, unter der Sünde sind, wie geschrieben steht: ,Da ist keiner, der gerecht ist, auch nicht einer. Da ist keiner, der verständig ist; da ist keiner, der nach Gott fragt. Sie sind alle abgewichen und allesamt verdorben. Da ist keiner, der Gutes tut, auch nicht einer […].‘" Verantwortung also als unvordenkliche, primordiale Verschuldung ohne einen Ausweg aus diesem Fliegenglas? Bestenfalls als Einsicht und Annahme dieser Verschuldung? Und dann?

Üblicherweise wird Verantwortung als eine Pflicht des Handelnden wahrgenommen und verstanden als Pflicht vor einem Gesetz, aufgrund einer Ordnung, eines Anspruchs etc. Das wäre Verantwortung als ,Gesetz', stets mit einer Schuld aufgrund der Differenz des ,Noch-nicht' oder ,Nicht-richtig'. Versteht man Verantwortung als eine Entscheidung, die aus rationalen Gründen gefällt wird, ist Verantwortungsübernahme stets *Ethos aus Logos,* aus Vernunft, Vernunftgehorsam und entsprechend vernünftigem Handeln. Diese Auffassung ist gewiss würdig und recht: deliberative, relative, vernünftige Verantwortung. Nur, warum sollte man seiner vernünftigen Einsicht folgen? Bekanntlich meinte Kant, es gehöre zur condition humaine, um das Gebotene zu wissen und es seltsamerweise gerade nicht zu tun. Darin ist Kant guter Pauluskenner. Im Anfang also die Vernunft und am Ende – hoffentlich – die Verantwortung?

Die responsive Ethik (Lévinas, Waldenfels, Liebsch) versteht Verantwortung als Antwort auf einen Anspruch. Nur bleibt diese Variable vieldeutbar: Anspruch der Vernunft? Des Nächsten? Des Gesetzes? Ist Verantwortung dann doch wieder als Pflicht mit Verschuldung zu verstehen, letztlich als unendliche Pflicht mit unendlicher Schuld? Oder kann man Verantwortung anders wahrnehmen und verstehen, um sie zu wenden in eine Verantwortung als unendliche Leidenschaft, als Passion für den Nächsten?

Bleibt Verantwortung zwingend erstlich und letztlich eine Frage möglichst solider Begründung durch Prinzipien und Argumente? Eine möglichst letztbegründete Pflicht? Oder gründet sie in pränormativen, lebensweltlich unabweisbaren Ansprüchen, die auf andere Weise zur Verantwortung als Pflicht motivieren, wie in der responsiven Ethik? Der hier gewagte Vorschlag klingt noch etwas anders: Verantwortung gründet in einer Passion und in entsprechender Passibilität, auf die zu antworten zu einer Verantwortung als Leidenschaft führen kann. Nicht muss. Denn diese Sicht der Verantwortung ist in Genese und Geltung überaus riskant und angreifbar, und das ist auch gut so. Denn es geht gerade nicht um Letztbegründung und möglichst unwidersprechliche Verpflichtung, sondern um den Versuch, Verantwortung wahrzunehmen und zu verstehen: wahrzunehmen in ihrer passiven Genese und zu verstehen als *leidenschaftliche* Verantwortung.

Das heißt nicht, dass Leidenschaft per se vorzüglich und ‚gut' zu nennen wäre. Sie ist weder per se gut oder böse, noch neutral, sondern intrinsisch ambivalent und polar. Ambivalent, weil sie in ‚gute oder böse' Leidenschaft auseinandertreten kann: in Leidenschaft für das Gute oder auch nicht. Und sie ist polar, weil sie Attraktion und Repulsion oder Aversion bedeuten kann (und auch das so oder so: Aversion gegen das Gute oder gegen das Böse). Die Arbeit am Begriff der Leidenschaft wäre eigens auszuführen, wenn sie nicht schon unter dem Namen von Pathos und Pathe geleistet worden wäre (vgl. dazu Stoellger 2010). Anthropologisch jedenfalls ist Leidenschaft Passion, und Passionen sind die Leidenschaften (vgl. Dalferth 2013). Leidenschaft meint nicht zuletzt leibliche Energie des Miteinanders und Füreinanders, das primum movens des Sinns für den Nächsten. Für die Verantwortung ist die Leidenschaft so basal und wichtig, weil sie eine Alternative zu denken gibt, eine *andere* Möglichkeit als Möglichkeit des Anderen. Verantwortung kann als Pflicht oder als Leidenschaft verstanden und gelebt werden, aus Logos (Gesetz, Ordnung etc.) oder aus Pathos und daher *als* Passion.

Wenn manche Philosophen die von ihnen so genannte ‚Samariterethik' gern als Torheit schelten, verkennen (oder verdrängen) sie eine relevante Alternative, eine Umbesetzung des Modells ‚*Ethos aus Logos*': Dieses hieße *Ethos aus Pathos*. Aus der primordialen Affektion durch den Nächsten. Selbstredend muss man aus beidem keine Alternative machen (auch wenn es die philosophische wie die theologische Ethik gern so sieht). Der narrative Logos des Gleichnisses evoziert ein Pathos im Leser, das dann Ethos provoziert. Kombinationen und Konvergenzen sind also gut möglich. Aber die Differenz muss wahrgenommen werden, wenn man nicht das ‚Törichte' aus Pathos übersehen will.

Ein Anspruch, der höher oder jedenfalls *früher* ist als alle Vernunft – in Antwort *darauf* wird Verantwortung *aus Pathos* selbst *pathisch*: Verantwortung *aus* oder sogar *als* Pathos – als Leidenschaft. Das kann höher als alle Vernunft sein (leider auch unterhalb aller Vernunft). Aber im Sinne der Samariterszene zeigt sich erst hier der *Sinn* der Verantwortung, als *leidenschaftlicher Sinn für den Nächsten*. So lässt sich auch ‚Solidarität' als unbedingte Leidenschaft verstehen und nicht nur als Pflicht oder verhandelbare Konvention.

Joachim Gauck (2012) setzte in seinem Essay *Freiheit. Ein Plädoyer* die natürliche Freiheit des Menschen voraus, die dann in die soziale Verantwortung führe. *Verantwortung entstehe aus Freiheit*, aus meiner immer schon vorhandenen und mir eigenen Freiheit, die dann zur Verantwortung als sozialer Pflicht werde. Im Unterschied dazu zeigen Hans Jonas wie Emanuel Lévinas die unvordenkliche Verantwortung und entsprechende Verschuldung auf, da keiner den Ansprüchen je recht gerecht werden kann, denen er vor allem Wollen und Wissen ausgesetzt ist. Von reiner und ursprünglicher Freiheit kann *dann* keine Rede mehr sein. Vielmehr erweckt die Verantwortung eine andere Freiheit, die Freiheit als Sinn für den Anderen.

Aber wie es aus der Verantwortung zur Freiheit kommt, zur *Freiheit aus Verantwortung,* ist näherer Klärung durchaus fähig. Erst *aus* Verantwortung kommt *Sinn* ins Spiel: Sinn *für* den Nächsten, die Kommenden, die Einstigen, die Natur, womöglich sogar für Gott. Dieser Sinn *für* den Nächsten *ist und weckt Leidenschaft;* womöglich aber auch Aversionen oder Indifferenz, um sich davon zu salvieren (man erinnere sich an ‚Priester und Levit‘). Dann erst – als und aus Leidenschaft – wird vielleicht verständlich, warum aus Verantwortung auch eine Freiheit entsteht: für und mit den Nächsten. Solidarität mit Migranten, Marginalisierten und Kriegsopfern lässt sich so jedenfalls eher verstehen, als wenn das ‚nur‘ eine Verantwortung aus Pflicht und Argumenten wäre.

Verantwortung *aus Leidenschaft* und *als Leidenschaft für den Nächsten* (und Fernsten) kämen so nie in den Blick.[1] Dabei scheint mir gerade dieser leidenschaftliche Sinn für Natur und künftige Generationen bei Jonas das Movens seiner Arbeit zu sein: *Freiheit aus* Verantwortung (nicht nur Unfreiheit der Verschuldung) und Verantwortungspraxis *aus dieser* Freiheit, die eine Bindung ist: eine Verbindlichkeit gegenüber den Nächsten. Warum das eine Freiheit sein sollte – von Leidenschaft getrieben? Die Freiheit *aus* Verantwortung und daher *zur* Verantwortung ist eine ‚ganz besond’re‘ Freiheit – mit Sinn und Geschmack für die Endlichkeit des anderen Menschen.

Dann wird jedes Ausweichen – Indifferenz, Delegation, Diffusion oder Dissemination – nicht nur unmöglich, sondern unsinnig. Es kommt nicht in den Sinn, denn die Leidenschaft kommt dieser Frage zuvor, wie beim Samariter gegenüber Priester und Levit. Adam hatte solch ein Ausweichen ja in urbildlicher Weise betrieben (‚Ich wars nicht…‘), und Eva ihrerseits auch. Dann bleibt alles Übel an der armen Schlange hängen. Und die ist wesentlich Inkarnation und Verkörperung – nicht des Teufels, sondern *des* lebendigen Mediums des Menschen: seines Begehrens – als verfemter Ausdruck für die Leidenschaften, in denen der Mensch menschlich wird und ist (in aller Ambivalenz). Ist dann erstlich und letztlich immer das Begehren schuld, weil Begehren böse sei? Damit würde das verübelt, wovon Verantwortung lebt und lebendig ist: Verantwortung als Leidenschaft für den Nächsten, und nicht nur als Pflichterfüllung.

---

[1] S. Kierkegaard (1847, S. 125, 241): „Dienst am Anderen als Leidenschaft für den Nächsten.“ Liest man die hier vorgeschlagene Figur ‚Verantwortung aus und daher als Leidenschaft‘ theologisch, so wird der kalkulierte Doppelsinn merklich: „Aber die höchste Leidenschaft im Menschen ist der Glaube […]“ (vgl. dazu Kierkegaard 1843, S. 150, 195).

Verantwortung wird evoziert (und ist nicht nur ein ‚Vermögen' des autonomen Subjekts). Sie wird evoziert in Konstellationen, in denen *durch* geteilte Wahrnehmung das leibliche Selbst adressiert und in Ansprüche verstrickt wird. Vor Wissen und Wollen wirkt darin das *Fühlen*. Pathos ist das Basismedium solcher Anspruchsgefüge: ἐσπλαγχνίσθη. Es ging ihm durch Mark und Bein, es zieht und reißt in den σπλάγχνα, den Eingeweiden. Verantwortung wird so neu wahrnehmbar und verstehbar als *Ethos aus Pathos* – und daher *als* Pathos: Verantwortung *aus* der Passion *als* Leidenschaft für den Nächsten.

Postscriptum: Verantwortung in modernen Systemen?

Tritt man einen Schritt zurück, oder auch ein paar Schritte, kann man die hier gewagten phänomenologischen und theologischen Überlegungen für hoffnungslos hoffnungsvoll halten: für personalistisch, intim, oder etwas arg ‚gefühlvoll' – und daher schlicht unbrauchbar für spätmoderne Gesellschaften. Komplexität, Kontingenz und Systeme mit ihrer Eigenlogik lassen ‚Verantwortung' nur zu leicht als „Verzweiflungsgeste" (Luhmann 1997, S. 133) erscheinen (mit Luhmann auch Heidbrink 2003, S. 263).

Wir tun und reden so, als ob systemische Prozesse noch von Verantwortung codiert wären, was doch etwas naiv wirken kann. Wirtschaft und Kunst, Politik und Massenmedien, Wissenschaft und womöglich auch Religionssysteme *operieren* – und handeln nicht, geschweige denn verantwortlich. Die Strukturlogik funktioniert eben anders als die Handlungslogik. Für einen Beobachter wirkt es dann hilflos und naiv, noch ‚Verantwortung' aufzurufen: ein Pfeifen im Walde, um Stille, Angst und Dunkelheit zu vertreiben.

So analytisch und deskriptiv richtig das sein mag, *so leben wir eben nicht* und wollen oder sollen es auch nicht. Denn zu leben, ‚als wäre keine Verantwortung', würde heißen, nicht auf menschliche Weise miteinander zu leben.

Mit der Geste des großen Beobachters aller Beobachter und Beteiligten sich auf Distanz zu bringen, hätte bei aller Nähe und Konkurrenz von Systemtheorie und Theologie noch einiges von Gott zu lernen: Selbst Gott (und sogar der Teufel) können es in aller Beobachterdistanz nicht lassen, von Verantwortung auszugehen und sie zu adressieren. Solange Menschen im Spiel sind, kann selbst ein Gott nicht *nicht* antworten und muss *sich* verantworten – so wie wir uns vor ihm. Das bleibt dann auch einem Systemtheoretiker nicht erspart.

Andererseits ist auch klar: Verantwortung aufzurufen, *löst* noch keine Probleme, sondern *schafft* sie erst und macht sie so wahrnehmbar wie klärungsbedürftig. Wer in komplexen Kommunikationen zu schnell personalisiert und den

P. Stoellger, *Verantwortung wahrnehmen als Verantwortung aus Leidenschaft*, essentials, https://doi.org/10.1007/978-3-662-66272-4_12

Bösen (oder auch Guten) als solchen ernennt, hat zwar sein Bedürfnis nach Verantwortung beruhigt – aber wie meinte Nietzsche, der Mensch erfinde stets einen Täter, um sich zu beruhigen. Personalisierung ist eine *riskante* Prägnanz. Denn das Beruhigungspotential impliziert ein Selbsttäuschungspotential: als wäre damit klar, ,wer verantwortlich ist'. Meist ändert es ja gar nichts, wenn man den Bösen austauscht. Die Mafia weiß das und ist darauf vorbereitet. Umgekehrt wäre es überaus unbefriedigend und intolerabel, ,die Bösen' nicht als solche verantwortlich zu machen. Als wäre ein korrupter Kriegstreiber nicht ein solcher, als wäre er nur eine Marionette ,des Systems'.

Für ,Systemverantwortung' bleibt die Frage: Wohin schauen, also *wie wahrnehmen?* Es ist noch recht einfach, in einem Religionssystem, etwa einer Institution, zu sagen, die ,Verantwortungsträger' tragen die Verantwortung. Wenn es denn so einfach wäre. Sind die Verantwortungsträger doch stets auch Produkte der Institution und ihrer Selektionen, Effekte ihrer Strukturen und weniger Träger als vielmehr Getragene. Das enthebt sie nicht von der Verantwortung; aber es macht es sich zu einfach, in ihnen die Inkarnation des Problems zu sehen. ,Sehen' und ,Personalisierung' sind dann unzureichend.

Ludger Heidbrink schlug in seiner so klugen *Kritik der Verantwortung* als Lösung vor: „*Systeme operieren verantwortlich, indem sie Entscheidungsprozesse personalisieren, während Personen verantwortlich handeln, indem sie Verantwortung an Systeme delegieren*" (S. 303). Im besten Fall ist das ein verantwortlich-fragiler Zirkel: Die Personen sollen ebenso verantwortlich handeln wie Systeme verantwortlich operieren sollen. Aber dieser Zirkel kann etwas vitiös erscheinen: Systeme personalisieren, und Personen delegieren? Ist das eine Lösung oder eine Problemverschärfung?

Das System zeigt von sich weg auf die Person, die Person zeigt von sich weg und delegiert ans System? Das kann eine ,Interpassivität' prekärer Sorte werden: Die Deutsche Bahn personalisiert ihre Entscheidungen und verweist auf den armen Kontrolleur; der Kontrolleur hingegen delegiert seine Verantwortung an die Deutsche Bahn? Ob das nicht eher Problembeschreibung als Lösungsperspektive ist? Die Institution einer Kirche wird von ,Würdenträgern' personal verkörpert; diese Würdenträger aber delegieren ihre Verantwortung an die Institution? Das kann für den Betroffenen und Verletzten erscheinen, als ginge es zu wie in Kafkas Schloss. Und – so geht es vermutlich tatsächlich zu, wenn Verantwortung aufgerufen wird in ,ausdifferenzierten Systemen': Man ruft nach ihr und hört als Antwort aus leeren, aber hoch funktionalen Räumen ein Echo. Aber wenn zwei oder drei leidenschaftlich nach Verantwortung rufen, klingt das doch noch etwas anders. Wie meinte Kierkegaard? – „Jedoch das, was der Zeit fehlt, ist nicht Reflektion, sondern Leidenschaft" (Kierkegaard 1843, S. 53).

1. Ist Verantwortung selbstverständlich, unselbstverständlich oder unverständlich?

Die traditionelle Selbstverständlichkeit ist unselbstverständlich geworden; aber darum ist noch lange nicht Verantwortung unverständlich, sondern des Verstehens so fähig wie bedürftig.

2. Wie wichtig ist Verantwortung, oder wie entbehrlich?

Man kann leben, als wäre man für alles verantwortlich (Religion, Psychopathologie?). Oder man kann leben, als wäre man für nichts verantwortlich, oder gar als wäre niemand verantwortlich. Verantwortung ist zu verstehen sowohl gegen Hypermoralisierung als auch gegen Entmoralisierung.

3. Der traditionelle Plot zur Verantwortungsgeschichte lautet

1. Lob und Preis der Verantwortung; 2. Klage über den Verfall; 3. Verantwortung fordern mit Gründen für Obligationen. Theologisch gesehen: 1. Lob des Gesetzes; 2. Klage über sich selber (Sünde); 3. sind Gesetz und Sünde offenbar, fragt man nach ‚Versöhnung'.

Verantwortung ist, was die soziale Welt im Innersten zusammenhält, und was der Freiheit und Selbstbestimmung erst Sinn gibt: Sinn für die Anderen und den Nächsten.

Dann muss man unterscheiden: Verantwortung *aus Freiheit* oder aber Freiheit *aus Verantwortung?*

Verantwortung gründet *diesseits* von Gut und Böse: als eine Beziehung von Ansprüchen und Antworten, in denen wir uns immer schon vorfinden, vor Wissen und Wollen, und die es zunächst einmal *wahrzunehmen* gilt, um dann auch gezielt *Verantwortung wahrzunehmen*.

© Der/die Autor(en), exklusiv lizenziert an Springer-Verlag GmbH, DE, ein Teil   55
von Springer Nature 2022
P. Stoellger, *Verantwortung wahrnehmen als Verantwortung aus Leidenschaft,*
essentials, https://doi.org/10.1007/978-3-662-66272-4_13

4. Arbeit am Verantwortungsbegriff

Der Verantwortungsbegriff ist siebenstellig:

A ist verantwortlich für B vor C aufgrund von D (Gründen) in Hinsicht auf E (selektiv) mit Anderen (F, sozial) eingebettet in Medien (G, worin, wodurch).

Verantwortung gibt es in zwei Versionen:

In vitro ist sie ein Begriff – lexikalisiert, vermessen und verortet, handhabbar also.

In vivo der Wirklichkeiten, in denen wir leben, ist sie ein Phänomen, eine Relation, und oft mehr ein Problem als eine Lösung.

5. Ist *Zuschreibung* der Anfangsgrund der Verantwortung?

Von Zuschreibung zu sprechen, ist nur ein Sekundärphänomen: wenn Verantwortung *strittig* ist und man sich im Streit um Gründe und Gegengründe befindet. Zuschreibungspraktiken und -konflikte treten dann auf, wenn Verantwortung irgendwo ‚abgeladen' werden muss, um klare Verhältnisse zu schaffen (Adam, Theodizee, der Gekreuzigte).

Daher sollte man unterscheiden:

1. Verantwortung zuschreiben, behaupten und begründen im Widerstreit, ist das eine.
2. Verantwortung, die einem zuwächst, einen heimsucht oder überfällt, ist das andere.

Verantwortung[1]: die wir (hoffentlich) überlegt und begründet zuschreiben oder übernehmen oder zurückweisen.

Verantwortung[2]: in der wir uns vorfinden, vor aller Überlegung und aller Wahl.

Der Mensch ist die Geschichte seiner Verletzungen. ‚Einander ausgesetzt sein' (B. Liebsch) impliziert auch, einander verantwortlich sein, voreinander und füreinander.

6. *Wahrnehmung* von Verantwortung (im doppelten Genitiv)

Verantwortung Wahrnehmen ist mehrdeutig:

1. Einen Anspruch wahrzunehmen auf die darin liegende Verantwortung.
2. Sie auch *wirklich* wahrzunehmen, zu übernehmen, entsprechend zu handeln, einzustehen für.
3. Im Lichte der Verantwortung wahrzunehmen, sodass sie zur Wahrnehmungsform und Lebensform wird.

Bevor überhaupt in vitro der Theorie und Argumentation gestritten werden kann, ist Verantwortung als Anspruch immer ‚schon da' – und spielt Hase und Igel mit uns. Da und weg, weg und da – wie ein Gespenst, das einen heimsucht oder plötzlich verschwindet; oder wie ein guter Geist.

Verantwortung ist eine *Entzugserscheinung:* weg, wenn man zugreift; präsent, wenn sie fehlt; begehrt oder beschworen wie eine imaginäre Größe.

7. Welchen *Sinn* hat Verantwortung?

Der *Sinn* der Verantwortung ist dreispältig:

a) Ich: Dann dreht sich die Verantwortung im Grunde um mich: für mich, meine Moralität, Gerechtigkeit, mein Heil, mein gutes Gewissen.
b) Der Dritte: Achtung des Gesetzes, die Anerkennung Gottes bzw. der Vernunft.
c) Oder Sinn für den Nächsten: Unwucht, das Zentrifugale, der Weg hin zum Nächsten.

Triangulieren: aus der Dreispältigkeit eine Dreifaltigkeit machen: eines Wesens in drei Entfaltungen? Was wäre der Sinn solch erwachsener und ausgewogener Verantwortung?

8. Urszene: der Samariter

Eine Urszene der Verantwortung ist das Samaritergleichnis. Denn hier begegnen sich Nichtwahrnehmung und Wahrnehmung: Von Priester und Levit heißt es „und als er ihn sah, ging er vorüber"; vom Samariter dagegen: „und als er ihn sah, jammerte er ihn" (Eingeweide).

Das Opfer zu sehen und affiziert zu werden, auf dass man ihm unwillkürlich beisteht, das verkörpert der Samariter: ein Ethos aus Pathos, Verantwortung aus der leiblichen Affektion durch den Anderen.

Das Gleichnis selber ist seinerseits ein narrativer *Logos mit Pathos* mit *Effekt fürs Ethos.* Ein Wort, das *mit* Leidenschaft *von* Leidenschaft spricht – und das mitteilt und vergegenwärtigt, wovon es spricht.

Darin gründet das hier vertreten Verantwortungsmodell: ein *responsives* Verständnis von Verantwortung, das ihre passive Genese aus Anspruch und Affektion begreift. In diesem Sinne *entsteht* Verantwortung zwischen Anspruch und Antwort. Sie ist responsiv und responsibel: deskriptiv antwortlich und normativ verantwortlich.

9. Die Inexistenten und Unmöglichen?

Die Inexistenten haben es am schwersten in Verantwortungsverhältnissen (Nicht-mehrlebende; Nochnichtlebende; wie übrigens auch Gott, Seele und die Engel). Zugespitzt geht es damit vor allem um Figuren des Unmöglichen, die keiner Anerkennung fähig oder würdig erscheinen.

10. Die Gewesenen und Kommenden

Walter Benjamin verstand Gedenken und Erinnern als tragende Religions- bzw. Kulturpraktiken, um den Vergangenen Gerechtigkeit widerfahren zu lassen.

Hans Jonas meinte weitergehend: Das „Neugeborene, dessen bloßes Atmen unwidersprechlich ein Soll an die Umwelt richtet, nämlich: sich seiner anzunehmen. Sieh hin und du weißt" (Jonas 2003, S. 235).

Das lässt sich pathisch wenden: Sieh hin und du *fühlst* – dich verantwortlich, fühlst deine Verantwortung – und handelst aus diesem leidenschaftlichen Verantwortungsgefühl.

11. Verantwortung *als Pflicht* oder *Leidenschaft?*

Ist Verantwortung als Pflicht mit entsprechender Verschuldung zu verstehen, letztlich als unendliche Pflicht mit unendlicher Schuld, da man ihr nie gerecht wird? Oder ist Verantwortung ursprünglich und intentione recta eine unendliche Leidenschaft als Passion für den Nächsten? Das ist keine Alternative, aber ein deutlich zu unterscheidendes Verständnis von Verantwortung:

Als Ethos aus Logos, Verantwortung aus Vernunft als deliberative, relative, vernünftige Verantwortung. Oder als Ethos aus Pathos, aus der primordialen Affektion durch den Nächsten.

Verantwortung ist leidenschaftliche Antwort auf einen Anspruch, der höher oder *früher* ist als alle Vernunft. In Antwort darauf wird Verantwortung *aus* Pathos selbst pathisch. Der Sinn der Verantwortung ist ihr leidenschaftlicher Sinn für den Nächsten.

Was Sie aus diesem *essential* mitnehmen können

- Verantwortung neu verstanden, nicht als eine möglichst wohlbegründete *Pflicht,* die mit Verfehlung und quälender Schuld einhergeht, oder mit nur zu gerechter Forderung und Anklage der Anderen, sondern als eine ineinander gründende *Leidenschaft* füreinander, für die Nächsten, mit denen wir auf menschliche Weise lebendig sein wollen;
- Wichtigkeit und Richtigkeit der Gründe für Verantwortung – aber der Streit darum, wer wann wieso welche Verantwortung hat (oder hatte) und ihr dann auch gerecht werden muss, bleibt an der diskursiven Oberfläche: wichtig und nötig, aber doch nur eine Dimension von Verantwortung;
- Grundlegender als gute Gründe – und diesen lebensweltlich vorgängig – ist die *Genese* von Verantwortung phänomenologisch wahrgenommen: in und aus dem menschlichen Miteinander, dem ein Voreinander und ein Füreinander entspringt, wird Verantwortung erst zu dem, was unsere soziale Welt im Innersten zusammenhält;
- Unselbstverständlichkeit, Verantwortung so zu verstehen: *als* Leidenschaft und *aus* Leidenschaft für den Nächsten (und: *jeder* ist der Nächste);
- Glaube an Gott muss nicht (darf aber) sein, um Verantwortung so zu verstehen, als ein immer schon in Verantwortung verstrickt Sein: vor- und füreinander – aber solche Verantwortung ist dort unausweichlich und ‚unentsorgbar‘, wo menschlich mit- und voreinander gelebt wird und werden soll.

© Der/die Herausgeber bzw. der/die Autor(en), exklusiv lizenziert an Springer-Verlag GmbH, DE, ein Teil von Springer Nature 2022
P. Stoellger, *Verantwortung wahrnehmen als Verantwortung aus Leidenschaft,*
essentials, https://doi.org/10.1007/978-3-662-66272-4

Literatur

Bajohr H (2022) Hans Blumenberg und Hans Jonas. Briefwechsel 1954–1978 und weitere Materialien. Suhrkamp, Berlin

Benjamin W (2015) Über den Begriff der Geschichte. In: Benjamin W (Hrsg) Ausgewählte Werke Band I, Sonderausgabe. WBG, Darmstadt

Blumenberg H (1999) Anthropologische Annäherung an die Aktualität der Rhetorik. In Blumenberg H (Hrsg) Wirklichkeiten, in denen wir leben. Reclam, Stuttgart, S 104–136

Blumenberg H (1979a) Arbeit am Mythos. Suhrkamp, Frankfurt a. M.

Blumenberg H (1979b) Schiffbruch mit Zuschauer. Geschichte einer Daseinsmetapher. Suhrkamp, Frankfurt a. M.

Bongardt M, Burckhart H, Gordon J-S et al (2021) Hans Jonas-Handbuch. Leben – Werk – Wirkung. Metzler, Berlin

Bovon F (1996) Das Evangelium nach Lukas, Bd. II. Benzinger/Neukirchener, Zürich/Düsseldorf/Neukirchen-Vluyn

Dalferth IU (2002) „…der Christ muß alles anders verstehen als der Nicht-Christ…“ Kierkegaards Ethik des Unterscheidens. In: Dalferth IU (Hrsg) Ethik der Liebe. Studien zu Kierkegaards „Taten der Liebe“. Mohr Siebeck, Tübingen, S 19–46

Dalferth IU (2013) Selbstlose Leidenschaften, Christlicher Glaube und menschliche Passionen. Mohr Siebeck, Tübingen

Fischer G (2005) Jeremia 26–52. HThK, Herder, Freiburg i. Br./Basel/Wien

Fischer J (1989) Glaube als Erkenntnis. Zum Wahrnehmungscharakter des christlichen Glaubens. Kaiser, München

Gauck J (2012) Freiheit. Ein Plädoyer. Kösel, München

Gerhardt V (2014) Sinn des Sinns. Versuch über das Göttliche. Beck, München

Heidbrink L (2003) Kritik der Verantwortung. Zu den Grenzen verantwortlichen Handelns in komplexen Kontexten. Velbrück Wissenschaft, Weilerswist

Husserl E (1972) Erfahrung und Urteil. Untersuchung zur Genealogie der Logik. Meiner, Hamburg

Jonas H (1981) Möglichkeiten und Grenzen der technischen Kultur. Podiumsgespräch Hoechst. In: Böhler D, Bongardt M, Burckhart H et al (Hrsg) (2017) Kritische Gesamtausgabe der Werke von Hans Jonas, Band I/2.2. Rombach, Freiburg i. Br./Berlin/Wien, S 205–230

Jonas H (1984) The imperative of responsibility. In search of an ethics for the technological age. The University of Chicago Press, Chicago

© Der/die Herausgeber bzw. der/die Autor(en), exklusiv lizenziert an Springer-Verlag GmbH, DE, ein Teil von Springer Nature 2022
P. Stoellger, *Verantwortung wahrnehmen als Verantwortung aus Leidenschaft*, essentials, https://doi.org/10.1007/978-3-662-66272-4

Jonas H (1987) Der Gottesbegriff nach Auschwitz. Eine jüdische Stimme. Suhrkamp, Frankfurt a. M.

Jonas H (2003) Das Prinzip Verantwortung. Versuch einer Ethik für die technologische Zivilisation. Suhrkamp, Frankfurt a. M.

Kierkegaard S (1843) Furcht und Zittern. In: (übers.) Hirsch E (1950) Sören Kierkegaard, Gesammelte Werke, 8. Abteilung. Diederichs, Düsseldorf/Köln

Kierkegaard S (1847) Der Liebe Tun. Etliche christliche Erwägungen in Form von Reden. In: (übers.) Gerbes H (1966) Sören Kierkegaard, Gesammelte Werke, 19. Abteilung. Diederichs, Düsseldorf/Köln

Liebsch B (2018) Einander ausgesetzt – Der Andere und das Soziale. Karl Alber, Freiburg/München

Luhmann N (1995) Die Kunst der Gesellschaft. Suhrkamp, Frankfurt a. M.

Luhmann N (1997) Die Gesellschaft der Gesellschaft. Suhrkamp, Frankfurt a. M.

Lübbe H (1994) Moralismus oder fingierte Handlungssubjektivität in komplexen historischen Prozessen. In: Lübbe W (Hrsg) Kausalität und Zurechnung. Über Verantwortung in komplexen kulturellen Prozessen. De Gruyter, Berlin. S 289–302

Menga F (2016) Lo scandalo del futuro. Per una giustizia intergenerazionale. Storia e Letteratura, Rome

Mersch D (2002) Was sich zeigt. Materialität, Präsenz, Ereignis. Fink, München

Nancy J-L (2007) Die herausgeforderte Gemeinschaft. Diaphanes, Zürich/Berlin

Seel M (2002) Sich bestimmen lassen. Studien zur theoretischen und praktischen Philosophie. Suhrkamp, Frankfurt a. M.

Stoellger P (2005) Die Seele als Leib und der Leib als Seele. Überlegungen zu einer Grundfigur theologischer Rede. Hermeneutische Blätter, Heft 1. Institut für Hermeneutik und Religionsphilosophie, Zürich, S 20–33

Stoellger P (2008) ‚Ich weiß nicht, was soll es bedeuten': Von der Unlesbarkeit der Seele – und ihren Lesern. Bulletin der Gesellschaft für hermeneutische Anthropologie und Daseinsanalyse (2):14–17

Stoellger P (2010a) Mit-Teilung und Mit-Sein. Gemeinschaft aus ‚Neigung' zum Anderen: Zu Nancys Dekonstruktion der Gemeinschaft. In: Bippus E, Huber J, Richter D (Hrsg) „Mit-Sein". Gemeinschaft – ontologische und politische Perspektivierungen. Voldemeer, Zürich/Wien/New York, S 45–64

Stoellger P (2010b) Passivität aus Passion. Zur Problemgeschichte einer „categoria non grata". Mohr Siebeck, Tübingen

Stoellger P (2015) Forgetting the unforgettable? Or: Memory's mystery is oblivion. In: Sass H, Zachhuber J (Hrsg) Forgiving and forgetting. Mohr Siebeck, Tübingen, S 193–217

Stoellger P (2016) Seele als Medium. Von der Leiblichkeit der Seele als sozialer Wahrnehmungsform. In: Beuttler U, Mühling M, Rothgangel M (Hrsg) Seelenphänomene. Ein interdisziplinärer Dialog, Jahrbuch der Karl-Heim-Gesellschaft 29. Lang, Frankfurt a. M., S 137–170

Ricoeur P (2004) Gedächtnis, Geschichte, Vergessen. Fink, München

Tugendhat E (1993) Vorlesungen über Ethik. Suhrkamp, Frankfurt a. M.

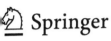

}essentials{

Ralf T. Vogel

Psychotherapie in Zeiten kollektiver Verunsicherung

Therapieschulübergreifende
Gedanken am Beispiel der
Corona-Krise

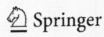

Printed in the United States
by Baker & Taylor Publisher Services